代谢健康与泛血管病安徽省重点实验室
国家重点研发计划项目（2021YFC2500500） 资助出版

# 膳食营养
# 与
# 血管健康

主审　葛均波
主编　翁建平　徐索文

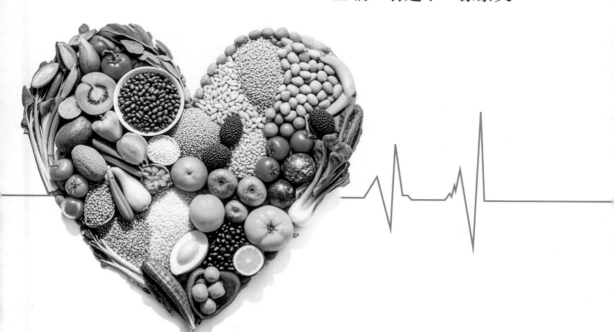

中国科学技术大学出版社

# 内 容 简 介

　　本书立足于国内外最新的研究成果和指南,通过深入浅出的方式,向读者阐述膳食营养成分对血管健康的重要性,介绍了与膳食相关的血管疾病危险因素,包括高血压、高血糖、高血脂、高尿酸、肥胖,以及纳米塑料对身体造成的危害和促进血管疾病的具体机制,介绍了常见的膳食营养成分——蛋白质、脂肪、碳水化合物、维生素、矿物质、膳食纤维和水及其作用、每日摄入量建议与主要食物来源,并阐述了特殊的膳食营养成分——酸类、脂肪酸类、酰胺类、酚类、萜类、含硫化合物和醌类、氨基酸衍生物、糖聚合物及其衍生物的作用。

　　本书适合大众阅读使用。

**图书在版编目(CIP)数据**

膳食营养与血管健康 / 翁建平,徐索文主编. -- 合肥：中国科学技术大学出版社,2024.12. -- ISBN 978-7-312-06144-8

Ⅰ. R151.4；R54

中国国家版本馆 CIP 数据核字第 202426V4E0 号

---

**膳食营养与血管健康**

SHANSHI YINGYANG YU XUEGUAN JIANKANG

---

| | |
|---|---|
| **出版** | 中国科学技术大学出版社<br>安徽省合肥市金寨路 96 号,230026<br>http://press.ustc.edu.cn<br>https://zgkxjsdxcbs.tmall.com |
| **印刷** | 合肥市宏基印刷有限公司 |
| **发行** | 中国科学技术大学出版社 |
| **开本** | 710 mm×1000 mm　1/16 |
| **印张** | 11.25 |
| **字数** | 208 千 |
| **版次** | 2024 年 12 月第 1 版 |
| **印次** | 2024 年 12 月第 1 次印刷 |
| **定价** | 45.00 元 |

# · 编 委 会 ·

# 序　言

泛血管疾病是以血管病变（其中95%为动脉粥样硬化）为共同病理特征，主要危害心、脑、肾、四肢及大动脉等重要器官的一组系统性血管疾病。《中国心血管健康与疾病报告2022》指出，由于我国居民不健康的生活方式的流行，有血管疾病危险因素的人群数量巨大，患病人数呈现出逐年攀升的态势。其中现有冠心病患者1139万例，脑卒中患者1300万例，下肢动脉疾病患者高达4530万例，不同部位血管疾病往往合并存在。与此同时，在人口老龄化趋势和代谢危险因素持续流行的双重压力下，泛血管疾病负担必将持续增加。

民以食为天，在人类历史的长河中，饮食始终占据着举足轻重的地位。它不仅是满足生存需求的基本手段，更是文化、习俗和生活方式的体现。然而，随着现代社会的飞速发展，人们的生活节奏日益加快，饮食结构发生了翻天覆地的变化。这种变化在带给我们便捷和享受的同时，也悄然给血管健康带来了前所未有的挑战。现有的循证医学证据显示，从膳食中摄入的能量、饱和脂肪和胆固醇过多以及蔬菜水果摄入不足等可增加心血管疾病的发病风险，而科学合理的膳食可降低心血管疾病的发病风险。充分了解膳食营养成分、培养合理的膳食习惯是预防血管疾病和维护血管健康的重要举措。正所谓"药食同源"，必要的膳食营养成分亦可起到辅助治疗的作用，帮助人体更快恢复。我们只有将不健康的膳食转变为健康的膳食，才能够降低血压，并改善血脂和血糖水平，显著减少血管疾病的发生。

近年来，国内外开展了大量研究工作，证实了健康饮食与血管健康之间的密切关系。2010年美国心脏协会（AHA）提出了促进心血管健康的"生命简单七法则"（Life's Simple 7），包括4个理想健康行为（健康饮食、不吸烟、控制体重、运动)和 3 个理想健康因素(血压、血脂、血糖正常);2022 年增加了睡眠健康,演变成"生命八要素"(Life's Essential 8);2024 年在此基础上又增加了心理健康,构成"生命的九个关键要素"(Life's Crucial 9),其中健康饮食一直被认为是抗击心血管疾病的有力武器之一。国内目前尚缺乏相关的系统性科普书籍。为引导居民合理膳食,响应国家颁布的《"健康中国 2030"规划纲要》《国民营养计划(2017—2030 年)》等政策和专项行动,使广大血管疾病工作者和关注血管健康的居民及时了解与血管健康相关的膳食营养知识,本书编者广泛参阅近年来国内外最新的研究成果和指南,通过深入浅出的方式,向读者阐述膳食营养成分对血管健康的重要性,介绍了与膳食相关的血管疾病危险因素,包括高血压、高血糖、高血脂、高尿酸、肥胖,以及纳米塑料对身体造成的危害和其促进血管疾病的具体机制,介绍了常见的膳食营养成分——蛋白质、脂肪、碳水化合物、维生素、矿物质、膳食纤维和水及其作用、每日摄入量建议与主要食物来源,并阐述了特殊的膳食营养成分——酸类、脂肪酸类、酰胺类、酚类、萜类、含硫化合物和醌类、氨基酸衍生物、糖聚合物及其衍生物的作用。

我们希望通过普及与血管健康相关的营养知识,帮助读者科学选择食物,合理搭配膳食,建立正确的饮食观念,养成良好的饮食习惯。我们通过合理调整饮食结构,增加对有益膳食营养成分的摄入,可有效地预防和控制泛血管疾病,从而提高生活质量;同时也要认识到,除了关注有益膳食营养成分的摄入外,还要保持适当的运动和充足的睡眠,并进行压力管理以及避免吸烟和过量饮酒等,才能共同维护一个健康的心血管系统。未来的研究应进一步探索不同膳食营养成分对心血管健康的具体作用机制,为公众提供更加科学、个性化的膳食指导。

中国科学技术大学讲席教授

安徽医科大学校长

**翁建平**

2024 年 10 月

# 目 录

# 第1章 泛血管疾病概述

　　泛血管疾病是以血管病变（95％为动脉粥样硬化）为共同病理特征，主要危害心、脑、肾、四肢及大动脉等重要器官的一组系统性血管疾病（图 1-1）。广义上泛血管疾病还包括小血管、微血管、静脉以及肿瘤、糖尿病和免疫性血管疾病。按照累及部位，泛血管疾病可表现为冠状动脉疾病、脑血管疾病、外周动脉疾病（PAD）等，也可表现为 2 个及以上血管临床疾病的组合，即多血管疾病。冠状动脉疾病包括慢性冠脉疾病（包括稳定型心绞痛、缺血性心肌病和隐匿性冠心病）及急性冠状动脉综合征（包括不稳定型心绞痛、急性 ST 段抬高心肌梗死及急性非 ST 段抬高心肌梗死）。脑血管疾病包括缺血性脑血管病（包括脑梗死、短暂性脑缺血发作（TIA）等）及出血性脑血管病（包括脑出血、蛛网膜下腔出血等）。PAD 包括下肢动脉疾病

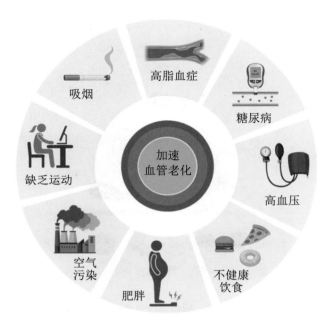

**图 1-1　加速血管老化的因素**

（LEAD）、弓上动脉疾病（包括颈动脉、椎动脉、锁骨下动脉）及内脏动脉疾病（包括肾动脉、肠系膜动脉等）等。

泛血管疾病具有全身性、累及多器官的特点，患者常伴随着多个并发症。泛血管疾病的综合性治疗包括以下几个方面：生活方式的改善（健康饮食、规律运动、戒烟、控制体重）、危险因素的控制（控制血压、血糖、血脂）和抵抗动脉粥样硬化及血栓形成。如果患者血管狭窄严重，则需进行血管腔内介入治疗，或外科血管旁路移植手术等。现结合治疗泛血管疾病的最新进展总结如下。

1. 地中海饮食能更好地预防泛血管事件

地中海饮食泛指希腊、西班牙、法国和意大利南部等处于地中海沿岸的欧洲国家的饮食方式，是一种以蔬菜水果、鱼类、五谷杂粮、豆类和橄榄油等植物性食物为主体的膳食模式。一项发表在《柳叶刀》杂志的研究，分析并比较了低脂饮食与地中海饮食对泛血管事件的影响。该研究中患者的纳入条件为 20～75 岁患有冠心病的男性和女性，且在前 6 个月内没有发生与冠心病相关的临床事件。主要终点为 7 年内主要心血管事件的复合事件，包括心肌梗死、血运重建、缺血性中风、有记录的外周动脉疾病和心血管死亡。结果显示地中海饮食相较于低脂饮食可更好地预防泛血管事件。地中海饮食的泛血管保护作用可能与其富含不饱和脂肪酸、膳食纤维、适度的蛋白质以及食物加工的程度低有关（图 1-2）。

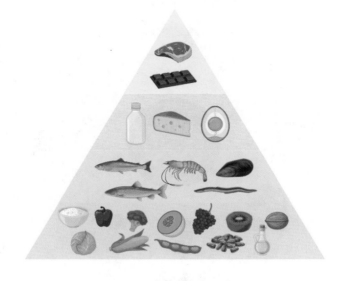

**图 1-2　地中海饮食金字塔**

## 2. 运动可改善血管功能和结构性适应对抗动脉粥样硬化

与久坐不动的人群相比,长期运动的人群心脑血管事件的发生率可降低20%～30%。最新发布的欧洲指南建议:对于健康人群,推荐每周至少进行150分钟中等强度的运动,或每周75分钟的高强度有氧运动,或两者的等效组合。同时建议将中等强度有氧运动逐渐增加到300分钟/周或高强度有氧运动增至150分钟/周或同等组合,这对健康成年人具有额外的健康获益。运动不仅可以增加内皮细胞的稳定性和完整性,还可以改善内皮功能,增强血流剪切应力,从而促进血管结构性适应以对抗动脉粥样硬化。与此同时,运动也增加了全身抗动脉粥样硬化的适应性。

## 3. PCSK9单抗强效降脂,稳定逆转斑块

在处理危险因素,尤其是多血管临床的管理中,更多地依赖于药物。近年来,在动脉粥样硬化相关领域中,胆固醇理论已经深入人心,将其作为一个靶目标仍是备受关注的重点。他汀类药物是降脂的基石类药物,如今已研发出比之更强效的药物,如PCSK9单抗,其中伊洛尤单抗(Fourier研究)、阿利西尤单抗(Odyssey研究)相比他汀类药物可显著降低心血管事件的发生率。

动脉粥样硬化是可逆过程,尤其是对于血脂脂质成分高的病变。随着血脂降低,全身性斑块可能都会发生有利改变,表现为斑块的体积变小、负荷减少、斑块内的脂质成分降低等。最新公布的Yellow Ⅲ研究是一项针对稳定型CAD患者的研究,在使用PCSK9抑制剂后26周就观察到斑块逆转的表现。此外,Architect研究中,通过随访家族性高胆固醇血症患者78周,CCTA分析发现斑块的各项指标均发生逆转。

因此,无论采用何种方法,只要血脂降低到一定范围,斑块逆转就都会发生。而且这些形态学上的变化未来一定也可以转化成临床事件的降低,相关循证证据已在以上两项研究中公布。

## 4. 双通道抑制剂全覆盖泛血管事件

动脉粥样硬化是泛血管疾病最主要的病理特征。动脉粥样硬化的发展是一个连续且累及全身动脉的过程,随着动脉粥样硬化斑块进展,可继发斑块侵蚀/破裂、血栓形成等病理过程,这也被认为是大多数急性心肌梗死、缺血性卒中或严重肢体缺血等急性缺血事件的主要病理基础。抗栓治疗是泛血管疾病重要的治疗手段,以往在抗动脉粥样硬化方面,更多关注于双联抗血小板药物的使用,其中使用更多

的是阿司匹林联合血小板膜 ADP 受体抑制剂。多血管疾病属于血栓高风险,如无高出血风险,宜进行强化抗栓治疗。近年来,COMPASS 研究针对多血管床病变展开研究,纳入周围血管疾病患者,结果发现阿司匹林联合小剂量利伐沙班可降低动脉粥样硬化事件,其中脑卒中事件的降低幅度和权重最大。在多血管床病变的患者中,将患者作为整体进行诊治和管理,任意事件的减少都显得非常重要,这是双通道抗栓的未来方向。

### 5. 新型治疗药物覆盖心血管事件链

作为糖尿病领域两类新的明星药物,GLP-1 受体激动剂(包括司美格鲁肽、利拉鲁肽等)和 SGLT-2 受体抑制剂(如恩格列净、达格列净、卡格列净等)除了可降低血糖以外,还具有全身性多器官效应,尤其表现在血管、心脏和肾脏,减少患者死亡风险,可覆盖心血管事件链。此外,在糖尿病患者中,盐皮质激素受体(肾脏、心脏和血管中均有表达)过度激活被认为会导致慢性肾病进展和心血管受损,这可能由代谢、血流动力学或炎症和纤维化等因素驱动。非奈利酮是一种非甾体类、选择性盐皮质激素受体拮抗剂,可减轻盐皮质激素受体过度激活介导的炎症和纤维化,从而发挥心肾血管保护作用。未来将更加关注这些药物在动脉粥样硬化以及整个血管疾病管理中的作用。

### 6. 不同方式提高患者依从性以改善预后

药物的依从性对预后影响较大,新疗法采用多药物联合:Secure 研究显示,在既往 6 个月内发生 I 型心肌梗死的患者中,当合并至少一种危险因素时,与常规治疗组相比,使用单片复方制剂(阿司匹林 + 雷米普利 + 阿托伐他汀)治疗可使主要复合终点风险下降 24%,关键次要终点风险下降 30%。这有可能是由于使用单片复方制剂提高了患者用药依从性的缘故。在患者治疗管理中,通过不同的方式提高依从性,如改变药品服用方式和剂型等措施,对于多血管疾病患者以及需要终身服药的患者来说具有至关重要的意义。

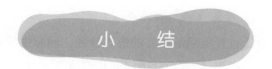

小 结

泛血管病变具有全身性、隐匿性、进展性和合并症多的特点,对其进行风险评估,应从局部向综合转变,结合多组学方法和人工智能工具,以提高评估的准确度和效率。随着技术的发展与进步,多项影像学手段扩展应用于泛血管疾病的精准诊断,指导相关疾病的治疗。

　　基于泛血管疾病的特点,药物治疗需考虑多重合并症,兼顾多个器官和靶点,尤其需要关注那些具有多重效应的药物,降低患者药物负担的同时,也为疾病管理提供更好的工具或手段。

## 参考文献

[1] 医谱学术.钱菊英教授:泛血管疾病诊治进展[EB/OL].(2023-08-02).https://docbook. com.cn/information/1232.

[2] 中国医师协会心血管内科医师分会.泛血管疾病抗栓治疗中国专家共识(2024版)[J].中华医学杂志,2024,104(12):906-923.

[3] 中国心血管健康与疾病报告编写组.《中国心血管健康与疾病报告2022》概要[J].中国介入心脏病学杂志,2023,31(7):485-508.

## 第2章 与膳食相关的血管疾病的危险因素

## 2.1 高 血 压

高血压是指以体循环动脉血压(收缩压和/或舒张压)增高为主要特征,可伴有心、脑、肾等器官的功能或器质性损害的临床综合征,是极为常见的慢性病之一。虽然高血压本身并不可怕,但它是导致冠心病、脑卒中等心血管疾病、死亡的主要原因之一,每年在全世界造成超过 1000 万人死亡。2019 年,中国有超过 2500 万中风伤残调整生命年归因于高收缩压,中风是死亡的主要原因之一。压倒性的证据表明,控制高血压与心血管事件和死亡的显著减少有关。

在整体人群中,血压水平随年龄增长逐渐升高,以收缩压更为明显,50 岁后的舒张压呈现下降趋势(图 2-1)。临床上可将高血压分为两类:原发性高血压与继发性高血压。前者是指一种以血压升高为主要临床表现而病因尚未明确的独立疾病,占所有高血压患者的 90% 以上。后者是指病因明确,高血压仅是该种疾病的临床表现之一,血压可暂时性或持久性升高。

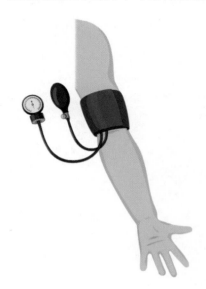

**图 2-1　血压测量**

导致高血压的病因有许多,例如遗传因素、

精神因素、环境因素、年龄因素、生活习惯因素、药物影响和其他疾病的影响,等等。其中,钠摄入过多是引发高血压的一个重要病因,减盐(减少钠摄入)也早已被世界卫生组织(WHO)列为预防慢性病的三种最佳措施之一。一项于 2016—2019 年在中国 23 个省份的 130 家医院开展的研究表明,Na/K 比值每增加 1 个单位,血压升高 $0.46/0.24$ mmHg。另有研究对 20 995 名心血管疾病(CVD)高危人群(其中 72.6% 有卒中病史,88.4% 有高血压病史)平均随访 4.74 年,其间共有 4172 人死亡。与使用普通食盐组相比,使用代用盐组致死和非致死性卒中减少 14%(相对风险(Relative Risk,RR) = 0.86,95%CI 为 0.77～0.96,$P = 0.006$);主要 CVD 事件减少 13%(RR = 0.87,95%CI 为 0.80～0.94,$P < 0.001$);全因死亡减少 12%(RR = 0.88,95%CI 为 0.82～0.95,$P < 0.001$)。

## 高血压促进血管疾病的具体机制

### 1. 动脉受损和变窄

高血压会损害动脉内壁的细胞。当食物中的脂质被吸收进入血液时,它们会在受损的动脉中聚集。随着时间的推移,动脉壁变得不那么有弹性,从而限制了血液在全身的流动。血液通过时持续的压力会导致部分动脉壁膨胀,即形成动脉瘤。动脉瘤最常见于人体最大的动脉——主动脉,严重的主动脉破裂死亡率极高。

### 2. 氧化应激

高血压患者中,体内生成活性氧的主要酶体 NADPH 氧化酶上调,活性氧生成增加,产生氧化应激。活性氧增加可诱发氧化型低密度脂蛋白大量产生,促进动脉粥样硬化的进展。氧化型低密度脂蛋白也可抑制内皮型一氧化氮合成酶的活性,进一步促进活性氧产生。凝集素样氧化低密度脂蛋白受体-1(LOX-1)作为氧化型低密度脂蛋白的受体,在高血压患者体内它的高表达能通过促进泡沫细胞形成、细胞黏附、血管平滑肌细胞增殖和血小板聚集等途径促进动脉粥样硬化的形成与发展。

### 3. 炎症反应

血管紧张素Ⅱ(AngⅡ)在高血压患者中活性较高。AngⅡ是人体内最强的缩血管剂,它能导致全身微动脉、静脉收缩进而升高血压。AngⅡ的活化因子核因子 $\kappa$B(NF-$\kappa$B)炎症通路可造成血管内皮功能障碍,在心衰、动脉粥样硬化和冠心病等心血管疾病的发病机制中发挥重要作用。此外,高血压患者和动脉粥样硬化患者体内白介素-12、白介素-23、白介素-27 等促炎因子水平同步升高,白介素-35 等抗炎因子水平同步下降,也从侧面证实了高血压可通过炎症机制促进动脉粥样硬化性心血管疾病的进展。

最新高血压分级及心血管风险分层如表 2-1 所示。

**表 2-1 高血压分级及心血管风险分层**

| | 收缩压 SBP(mmHg) | | 舒张压 DBP(mmHg) |
| --- | --- | --- | --- |
| 正常血压 | <120 | 和 | <80 |
| 正常高值 | 120~139 | 和(或) | 80~89 |
| 高血压 | ≥140 | 和(或) | ≥90 |
| 血压升高患者心血管风险水平分层 | | | |
| 其他心血管危险因素和疾病史 | SBP130~139 和(或) DBP85~89 | SBP140~159 和(或) DBP90~99 | SBP160~179 和(或) DBP100~109 | SBP≥180 和(或) DBP≥110 |
| 无 | 低危 | 低危 | 中危 | 高危 |
| 1~2 个其他危险因素 | 低危 | 中危 | 中/高危 | 很高危 |
| ≥3 个其他危险因素,靶器官损害,或慢性肾脏病 3 期,无并发症的糖尿病 | 中/高危 | 高危 | 高危 | 很高危 |
| 临床并发症,或慢性肾脏病≥4 期,或有并发症的糖尿病 | 高/很高危 | 很高危 | 很高危 | 很高危 |

## 参考文献

［1］ Sun N, Jiang Y, Wang H, et al. Survey on sodium and potassium intake in patients with hypertension in China[J]. J Clin Hypertens (Greenwich),2021,23(11):1957-1964.

［2］ Neal B, Wu Y, Feng X, et al. Effect of salt substitution on cardiovascular events and death[J]. N Engl J Med,2021,385(12):1067-1077.

［3］ American Heart Association. Health threats from high blood pressure ［EB/OL］. (2023-08-11). https://www.heart.org/en/health-topics/high-blood-pressure/health-threats-from-high-blood-pressure.

[4] Mehta J L，Li D. Identification，regulation and function of a novel lectin-like oxidized low-density lipoprotein receptor[J]. J Am Coll Cardiol，2002，39(9)：1429-1435.

[5] 裴德根,李永光,陈文佳.高血压与动脉粥样硬化性心血管疾病的研究进展[J].心血管康复医学杂志,2023,32(5):483-487.

[6] 中国高血压防治指南修订委员会,高血压联盟(中国),中华医学会心血管病学分会,等.中国高血压防治指南(2024年修订版)[J].中国心血管杂志,2024,32(7):603-700.

# 2.2 高 血 糖

糖尿病是一种以高血糖为主要特征的慢性、全身性及代谢性疾病。典型的症状是"三多一少",即多饮、多食、多尿和体重减少。其中,糖尿病前期是指血糖已经升高,但还没有达到糖尿病诊断标准,血糖介于正常与糖尿病之间的一种情况。正常人的空腹血糖应小于 6.1 mmol/L,餐后 2 小时血糖应小于 7.8 mmol/L。如果一个人的空腹血糖在 6.1~7.0 mmol/L 之间,或餐后两小时血糖在 7.8~11.1 mmol/L 之间,且对应的糖化血红蛋白(HbA1c,反映过去 2~3 个月的平均血糖水平)在 5.7%~6.4% 之间,这时的血糖既不在正常范围内,又没有达到糖尿病的程度,就称为糖尿病前期。糖尿病的诊断标准如表 2-2 所示。

表 2-2 糖尿病诊断标准

| 诊断标准 | 静脉血浆葡萄糖或 HbA1c 水平 |
| --- | --- |
| 典型糖尿病症状加上随机血糖 | ≥11.1 mmol/L |
| 或加上空腹血糖 | ≥7.0 mmol/L |
| 或加上 OGTT 2 小时血糖 | ≥11.1 mmol/L |
| 或加上 HbA1c | ≥6.5% |
| 无糖尿病典型症状者,须改日复查确认 | |

注:OGTT 为口服葡萄糖耐量试验;HbA1c 为糖化血红蛋白。典型糖尿病症状包括烦渴多饮、多尿、多食、不明原因体重下降;随机血糖指不考虑上次用餐时间,一天中任意时间的血糖,不能用来诊断空腹血糖受损或糖耐量减低;空腹状态指至少 8 小时没有进食能量。

正常情况下,人体能够通过激素调节和神经调节这两大调节系统确保血糖的来源与去路保持平衡,使血糖维持在一定水平。但是在遗传因素(如糖尿病家族史)与环境因素(如不合理的膳食、肥胖等)的共同作用下,两大调节功能发生紊乱,就会出现血糖水平的升高。对于糖尿病前期和某些病程短、胰岛功能尚可、合并超重肥胖的2型糖尿病患者,采用膳食干预和生活方式改善可帮助实现血糖的良好控制;对于病程长、血糖控制不佳、使用降糖药物的2型糖尿病患者以及1型糖尿病患者,也有助于实现血糖达标预防和延缓糖尿病并发症发生而改善生活质量(图2-2)。

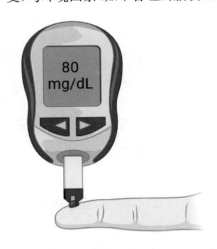

**图 2-2　血糖测量**

作为糖尿病的常见并发症,心血管病已成为糖尿病最常见的死亡原因。中国慢性病前瞻性研究显示,糖尿病人群发生冠心病和脑卒中的风险约为非糖尿病人群的 1.5～2.5 倍,心血管疾病死亡率比非糖尿病人群增加约 2 倍。我国 2 型糖尿病患者心血管疾病总体患病率为 33.9%,约有 75% 的 2 型糖尿病患者最终死于心血管疾病。此外,2型糖尿病患者的脑动脉硬化及脑部微小血管损伤可引起认知功能的损害;合并的糖尿病视网膜病变也是导致成年患者失明的主要原因之一。

## 高血糖促进血管疾病的具体机制

### 1. 葡萄糖毒性作用

过高的餐后血糖加速蛋白非酶促糖化(早期产物由 HbA1c 表示,晚期产物由蛋白糖化终产物 AGE 表示),并可通过众多机制影响血管,如红细胞膜糖化后,红细胞变形能力下降;糖化低密度脂蛋白(LDL)很难被 LDL 受体识别,细胞通过清除途径增加对 LDL 的摄取,并形成泡沫细胞,LDL 更易氧化,并刺激血小板聚集。

### 2. 胰岛素抵抗

胰岛素抵抗在冠状动脉疾病、血脂异常和代谢综合征等病症中起着关键作用。

胰岛素抵抗会导致血糖水平升高。在内皮细胞中,高血糖可影响葡萄糖代谢,导致晚期糖基化终产物 AGE 的产生。AGE 水平与糖尿病动脉粥样硬化过程的严重程度有关,AGE 与其受体的结合可以激活氧化还原转录因子和炎症介质。由可溶性细胞间黏附分子-1 等黏附分子诱导的内皮功能缺陷是动脉粥样硬化过程发展的关键环节,并最终导致心血管疾病。通过激活这些信号通路,高血糖导致活性氧(ROS)产生增多,最终导致血管功能障碍,ROS 累积迟滞,损害 DNA 和蛋白质,并损害内皮壁和心肌细胞。

### 3. 氧化应激

氧化应激表现为氧化物质的产生过多,如活性氧化物质(ROS)或活性氮物质(RNS),它们可能诱导细胞损伤或操纵细胞信号通路,激活 NF-$\kappa$B,增加血管收缩性内皮素-1 的产生,促进组织因子和纤溶酶原激活剂抑制剂-1 的合成,最终导致血管炎症、血管收缩和血栓形成。同时,ROS 的产生与微血管病理学的发展有关,包括神经病变、视网膜病变和肾病,以及心肌缺血和中风等大血管并发症。

## 参考文献

[1] 中华医学会内分泌学分会,中华医学会糖尿病学分会,中国医师协会内分泌代谢科医师分会.中国成人糖尿病前期干预的专家共识(2023 版)[J].中华糖尿病杂志,2023,15(6):484-494.

[2] 中华医学会糖尿病学分会.中国 2 型糖尿病防治指南(2020 年版)[J].中华糖尿病杂志,2021,13(4):315-409.

[3] Liu L, Guan X, Yuan Z, et al. Different contributions of dyslipidemia and obesity to the natural history of type 2 diabetes:3-year cohort study in China[J]. J Diabetes Res,2019,2019:4328975.

[4] Sinn D H, Kang D, Cho S J, et al. Lean non-alcoholic fatty liver disease and development of diabetes:a cohort study[J]. Eur J Endocrinol,2019,181(2):185-192.

[5] 中国居民营养与慢性病状况报告(2020 年)[J].营养学报,2020,42(6):521.

[6] 中国医师协会心血管内科医师分会,《2 型糖尿病患者泛血管疾病风险评估与管理中国专家共识(2022 版)》专家组.2 型糖尿病患者泛血管疾病风险评估与管理中国专家共识(2022 版)[J].中华糖尿病杂志,2022,14(10):1017-1034.

[7] King G L, Park K, Li Q, et al. Selective Insulin Resistance and the Development of Cardiovascular Diseases in Diabetes:The 2015 Edwin Bierman Award Lecture[J]. Diabetes,2016,65(6):1462-1471.

［8］ Muniyappa R，Chen H，Montagnani M，et al. Endothelial dysfunction due to selective insulin resistance in vascular endothelium：insights from mechanistic modeling［J］. Am J Physiol Endocrinol Metab，2020，319(3)：e629-e646.

［9］ Brownlee M. Biochemistry and molecular cell biology of diabetic complications［J］. Nature，2001，414(6865)：813-820.

# 2.3 高 血 脂

人们常说的"三高"，即高血压、高血糖和高血脂。血脂是血清中的胆固醇、甘油三酯和类脂(如磷脂)等物质的总称，与临床密切相关的血脂主要是胆固醇和甘油三酯。通常根据空腹静脉血清检测血脂。高血脂又被称为高脂血症，是指血浆中一种或多种脂类物质高于正常值，可直接引起一些严重危害人体健康的疾病，如动脉粥样硬化、冠心病、胰腺炎等。实际上，低高密度脂蛋白胆固醇血症亦属于血脂异常的一种(表 2-3)。

**表 2-3 血脂异常的临床分类**

| 分 型 | 总胆固醇 | 甘油三酯 | 高密度脂蛋白胆固醇 |
|---|---|---|---|
| 高胆固醇血症 | 增高 | — | — |
| 高甘油三酯血症 | — | 增高 | — |
| 混合型高脂血症 | 增高 | 增高 | — |
| 低高密度脂蛋白胆固醇血症 | — | — | 降低 |

高脂血症可分为原发性和继发性两类。原发性是由于基因缺陷，参与脂蛋白转运和代谢的受体、酶或载脂蛋白异常所致，或由于环境因素和未知的机制而致，而继发性多发生于糖尿病、甲状腺功能低下、肥胖等代谢性紊乱疾病，或与年龄、性别、饮食等其他因素有关。

高血脂是中国人群心血管病的重要危险因素之一(图 2-3)。中国多个前瞻性队列研究已证实，血清总胆固醇、低密度脂蛋白胆固醇水平增高、高密度脂蛋白胆固醇水平降低均可增加心血管发病危险；还有研究证实非高密度脂蛋白胆固醇

（非 HDL-C）和甘油三酯（TG）增高对 CVD 风险也有预测作用。

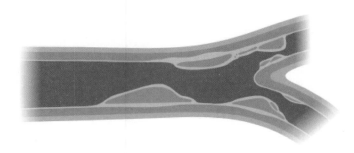

**图 2-3　高血脂易引起血管堵塞**

## 高血脂促进血管疾病的具体机制

### 1. 促进内皮功能障碍

高甘油三酯血症是高脂血症的一种，它的发生是由于 TG 生成增加、富含甘油三酯的脂蛋白（TGRL）的加工和分解代谢改变或清除率降低导致的。TGRL 被发现与冠状动脉血管舒缩功能受损、肱动脉血流介导的扩张下降和颈动脉内膜中膜厚度增加有关。它可能通过多种机制导致血管内皮功能异常、诱导动脉粥样硬化发展：TGRL 通过增加活性氧的产生导致氧化应激水平的升高进而促进内皮功能障碍，并通过增加肿瘤坏死因子 α（TNF-α）和白介素 1β（IL-1β）等促炎性细胞因子的分泌诱导内皮细胞凋亡。

### 2. 血脂代谢紊乱

人体内血脂代谢不平衡，胆固醇和甘油三酯的摄入大于排出，就叫血脂代谢紊乱，即通常所说的高脂血症或高血脂。它会引起血清中胆固醇（TC）、TG 和低密度脂蛋白（LDL）的异常升高。动脉内皮下 LDL 的蓄积是动脉粥样硬化发生的必备条件。影响 LDL 颗粒沉积更重要的因素是血浆 LDL 浓度，浓度越高，沉积速度越快。与血液中正常运行的 LDL 不同，过多沉积的 LDL 与动脉壁蛋白多糖的结合使其更容易被氧化或其他化学修饰，以利于巨噬细胞识别并吞噬而被清除。LDL 的氧化修饰是促进动脉粥样硬化发生、发展的重要原因。

### 3. 促进炎症反应

高血脂在一定程度上会引起人体血液中 TG 水平的显著上升。而由于生化作用,TG 会形成毒性,激活人体的先天免疫系统。这会引发一系列的自毁过程,包括动脉壁受到攻击,血管被阻塞,血液流动减慢,进而导致损害肾脏或引起动脉粥样硬化。

### 参考文献

[1] 中国血脂管理指南修订联合专家委员会.中国血脂管理指南(2023 年)[J].中华心血管病杂志,2023,51(3):221-255.

[2] 国家心血管病中心.中国心血管健康与疾病报告 2022[M].北京:中国协和医科大学出版社,2023.

[3] Sandesara P B,Virani S S,Fazio S,et al. The forgotten lipids:Triglycerides,remnant cholesterol,and atherosclerotic cardiovascular disease risk[J]. Endocr Rev,2019,40(2):537-557.

[4] 张庆军,刘德培,梁植权.动脉粥样硬化的基础研究[J].中华医学杂志,2005,85(6):72-75.

[5] Zewinger S,Reiser J,Jankowski V,et al. Apolipoprotein C3 induces inflammation and organ damage by alternative inflammasome activation[J]. Nat Immunol,2020,21(1):30-41.

# 2.4 高 尿 酸

尿酸是人体代谢产物之一,主要由膳食摄入和体内分解的嘌呤化合物经肝脏代谢产生,通过肾脏和消化道排泄。正常情况下,人体内尿酸产生和排泄保持平衡状态。当嘌呤代谢障碍时,就会出现高尿酸血症。根据《中国高尿酸血症与痛风诊疗指南(2019)》中的定义,无论男女,在正常膳食状态下,非同日 2 次检测空腹血尿酸水平高于 420 $\mu$mol/L,即可诊断为高尿酸血症(图 2-4)。

痛风,常常让人感到疼痛难忍,属于一种代谢异常性疾病,以高尿酸血症和尿酸盐晶体的沉淀和组织沉积为特征,导致炎症和组织损伤。尿酸盐结晶沉积于关节、软组织和肾脏,可引起关节炎、肾脏损害等,临床上主要表现为反复发作的急性关节炎等。

饮食是影响尿酸水平和痛风发病的重要因素之一。高尿酸血症与痛风的发生与膳食及生活方式密切相关,尤其是长期摄入高能量食品、大量酒精和(或)高果糖的饮料。高尿酸血症和痛风是慢性肾病、高血压、心脑血管疾病及糖尿病等疾病的独立危险因素,是过早死亡的独立预测因子。

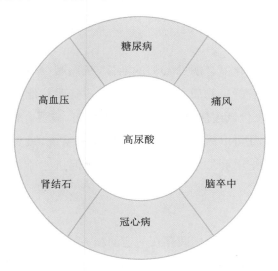

**图2-4　高尿酸易引发的疾病**

## 高尿酸促进血管疾病的具体机制

### 1. 促进炎症反应

尿酸通过复杂的信号传导激活炎症应答反应,导致血管内皮功能受损。尿酸盐晶体刺激血管内皮细胞产生炎症介质,如细胞因子和趋化因子,这些物质可以损伤内皮细胞,导致血管内皮功能紊乱。而内皮细胞功能障碍是动脉硬化的早期标志之一。此外,尿酸盐晶体在血管壁中的沉积进一步促进动脉硬化的形成。长期高尿酸血症可能导致血管壁增厚、管腔狭窄,进而影响血流量,从而增加高血压的发病风险。

### 2. 氧化应激

高尿酸血症还可以导致氧化应激的增加。尿酸是细胞外抗氧化剂和细胞内促氧化剂之一,尿酸本身可以在体内产生一系列的自由基,包括超氧阴离子($O_2^-$)和羟基自由基($\cdot OH$)。氧自由基能够直接或间接地损伤血管内皮细胞,破坏内皮屏障功能,增加血管细胞黏附和炎症反应,导致血管损伤。外周血中的高尿酸除通过触发氧化反应导致血管炎症的发生外,还能降低体内抗氧化防御系统的功能。尿酸可以通过抑制抗氧化酶的活性,如超氧化物歧化酶(SOD),减少体内清除自由基的能力,从而导致氧化应激的增加,最终导致血管炎症的发生。

### 3. 影响一氧化氮的生成

尿酸可以抑制一氧化氮合酶(NOS)的活性,从而减少一氧化氮的生成。一氧化氮是一种重要的血管舒张物质,对维持血管内皮舒张功能和调节血压稳压起着重要作用。此外,一氧化氮还能够减少血管内皮损伤,减缓血管壁动脉粥样斑块沉积的风险。高尿酸血症可以激活肾素-血管紧张素系统,减少一氧化氮的生成导致血压升高。同时,血管紧张素Ⅱ的生成还可以促进水钠潴留,进一步加重高血压。

### 4. 胰岛素抵抗

高尿酸血症与胰岛素抵抗之间存在一定的相关性。胰岛素抵抗状态会导致血压升高,并可能加剧心血管疾病的风险。胰岛素抵抗会增加钠、水的重吸收,激活交感神经系统,减弱血管舒张,增加血管紧张素产生,刺激胰岛素样生长因子的释放,造成脂代谢紊乱,降低高密度脂蛋白胆固醇水平,对动脉粥样硬化及高血压的形成产生一定的影响。

## 参考文献

[1] 中华医学会内分泌学分会.中国高尿酸血症与痛风诊疗指南(2019)[J].中华内分泌代谢杂志,2020,36(1):1-13.

[2] Maloberti A, Giannattasio C, Bombelli M, et al. Hyperuricemia and risk of cardiovascular outcomes: the experience of the URRAH (Uric Acid Right for Heart Health) project [J]. High Blood Press Cardiovasc Prev, 2020,27(2):121-128.

[3] 马玲,姚华.高尿酸血症与膳食营养[J].现代预防医学,2009,36(12):2270-2272.

# 2.5　超重与肥胖

肥胖是指长期能量摄入超过能量消耗引起能量正平衡导致的脂肪过度堆积和(或)脂肪分布异常,是人体脂肪积聚过多达到危害健康程度的一种慢性代谢性疾病。其流行率在发达和发展中国家不断增加,现已成为全球死亡的第五大风险。肥胖既是一个独立的疾病,又是脂肪肝、高血压、高血脂、高尿酸血症、糖尿病、冠心病等心脑血管疾病等的危险因素(图2-5)。

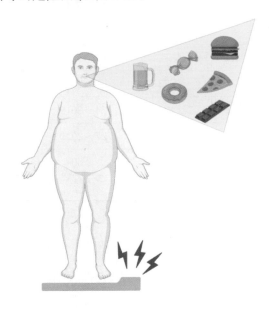

图 2-5　肥胖

那么如何判定自己是否肥胖呢? 常用的方法有三种:

(1) 理想体重法

理想体重(千克) = 身高(厘米) - 105。当实际体重在理想体重的 90% ～ 110% 范围内为正常,超过 10% ～ 20% 时为超重,超过 20% ～ 30% 为轻度肥胖,超过 30% ～ 50% 为中度肥胖,超过 50% 为重度肥胖。

(2) 体质指数法

体质指数(BMI)是目前国际上常用的衡量人体胖瘦程度以及是否健康的标准。计算公式为:BMI = 体重(千克)/身高(米)的平方,其标准如表 2-4 所示。然而,近年来不断有新的研究证明,BMI 和脂肪含量的对应程度受性别、年龄、种族和肌肉量等因素的影响很大,BMI 无法反映出一个人的脂肪含量和分布情况。美国医学会于 2023 年 6 月更新了一项新标准,不再把 BMI 当作测量一个人肥胖程度的唯一指标。

表 2-4　BMI 指数标准

（单位：kg/m²）

| BMI 分类 | WHO 标准 | 亚洲标准 | 中国参考标准 | 相关疾病发生的危险性 |
|---|---|---|---|---|
| 体重过低 | <18.5 | <18.5 | <18.5 | 低 |
| 正常范围 | 18.5～24.9 | 18.5～22.9 | 18.5～23.9 | 平均水平 |
| 超重 | ≥25 | ≥23 | ≥24 | 轻微增加 |
| 肥胖前期 | 25.0～29.9 | 23～24.9 | 24～26.9 | 轻度增加 |
| Ⅰ度肥胖 | 30.0～34.9 | 25～29.9 | 27～29.9 | 中度增加 |
| Ⅱ度肥胖 | 35.0～39.9 | ≥30 | ≥30 | 严重增加 |
| Ⅲ度肥胖 | ≥40 | — | — | 极度增加 |

注：并非所有人都适用 BMI，如未满 18 岁的未成年人或运动员。

（3）腰臀比法

即采用腰围及腰围/臀围之比。一般认为，女性腰围≥85 cm，男性腰围≥90 cm 被称为腹型肥胖，又称为中心型肥胖（表 2-5），脂肪堆积在身体中心，这样的分布特征比脂肪在全身均匀分布具有更大危害。此外，腰臀比也是常用的关于评价脂肪分布的指标之一，女性腰臀比>0.85，男性腰臀比>0.9，即为腹型肥胖。

表 2-5　中心型肥胖分类

| 分　类 | 腰　围　值（cm） |
|---|---|
| 中心型肥胖前期 | 85≤男性腰围<90<br>80≤女性腰围<85 |
| 中心型肥胖 | 男性腰围≥90<br>女性腰围≥85 |

除此之外，还有体脂率判断法和皮褶厚度法等，在判断是否肥胖时应从不同指标的角度综合评估。

人们常说：减肥需要管住嘴，迈开腿。体重增加与环境因素、生活习惯改变有关，包括吃得过多、饮食结构不均衡、运动量少以及各种因素导致的胰岛素抵抗都是肥胖发生的主要原因。中国人群目前与肥胖相关的主要危险因素有：① 高盐饮食；② 添加糖的饮食；③ 水产或海产类食品摄入少；④ 饮酒；⑤ 高脂或油炸食品；

⑥ 外卖和加工类食品摄入过多；⑦ 心理因素；⑧ 环境因素；⑨ 社会因素。

肥胖与血管健康之间存在密切的关系。2019 年中国归因于高 BMI 的心血管疾病死亡人数为 54.95 万，归因于高 BMI 的心血管疾病年龄标化死亡率为 38.64/10 万，11.98% 的心血管疾病死亡归因于高 BMI。在心血管疾病高危人群中，超重/肥胖者占比已超过 60%。肥胖直接导致包括血脂异常、2 型糖尿病、高血压等在内的发展，也可独立于其他心血管危险因素，直接加速心血管疾病的进展、增加心血管疾病的死亡率。

## 肥胖促进血管疾病的机制

### 1. 促进血压升高

肥胖人群常伴随着高血压的发生，过多的脂肪堆积促使血液循环不畅，心脏负荷增加导致其血压升高。此外，肥胖通过激活交感神经使去甲肾上腺素以及皮质激素分泌增多，进而导致心率加快，肾小管对盐离子的重吸收增加。一氧化氮作为血管舒张因子，能够舒张血管平滑肌，释放钙内流载体，使细胞膜通透性增加，抑制血小板聚集和调节免疫反应起到舒张血管、改善血流动力学的作用。脂肪组织通过瘦素影响一氧化氮的产生，进而激活交感神经系统引起血管收缩和血压上升。

### 2. 促进血管壁斑块形成

肥胖者的血脂水平往往较高，特别是低密度脂蛋白胆固醇（LDL-C）和总胆固醇（TC）的水平。高水平的 LDL-C 和 TC 是心血管疾病的重要风险因素，它们会在血管壁上沉积，形成斑块，导致血管狭窄，影响血液流通。而血脂异常可引起脂肪肝、动脉粥样硬化、冠心病等一系列慢性疾病，影响生活质量，增加死亡率。

## 参考文献

［1］ 中华医学会内分泌学分会,中华中医药学会糖尿病分会,中国医师协会外科医师分会肥胖和糖尿病外科医师委员会,等.基于临床的肥胖症多学科诊疗共识(2021 年版)[J].中华内分泌代谢杂志,2021,37(11):959-972.

［2］ 国家心血管病中心.中国心血管健康与疾病报告 2022[M].北京:中国协和医科大学出版

社,2023.

[3] Lu J, Lu Y, Yang H, et al. Characteristics of high cardiovascular risk in 1.7 million Chinese adults[J]. Ann Intern Med,2019,170(5):298-308.

[4] 陈岳林,王涛,沈粤春.瘦素在高血压发病机制中的作用[J].中华高血压杂志,2015,23(9):822-827.

# 2.6  新型危险因素——微塑料/纳米塑料

　　除了上述饮食相关的危险因素,其他食物来源的有害因素包括:糖基化终产物、塑化剂、邻苯二甲酸酯、农药残留等。这些危险因素往往可以通过食物摄入进入人体,其中新型的危险因素如微塑料/纳米塑料受到普遍关注。现有的临床研究已表明微塑料/纳米塑料是心血管疾病的潜在风险因素,而塑料已经成为我们生活中的一部分,如水杯、餐具和保鲜袋等,无处不在。塑料给我们的生活带来了便捷的同时,其在食品制备、储存和处理中的广泛使用也增加了将微塑料和纳米塑料直接释放到食品中的风险。消费品中的塑料可以分解成微塑料和纳米塑料,使得其检测和定量复杂化。我们将微塑料定义为粒径为 100 nm～5 mm 的颗粒,特别是食物用途的塑料制品,而将纳米塑料定义为粒径≤100 nm 的颗粒。与微塑料相比,纳米塑料更易进入人体,其体积小到可以穿过生物屏障(比如细胞膜)并进入生物系统,从而引起潜在毒性。

　　研究发现,食盐、瓶装水、自来水、鱼和贝类中都检测到微塑料的存在。在日常的泡茶和食用外卖过程中,纳米塑料都会悄然地进入人体内。虽然人们不会直接"吃"塑料,但食物的包装以及周围的环境,特别是食品用途的塑料制品,如塑料瓶、食品包装袋、婴儿奶瓶等,则会将大量塑料微粒送入人类的体内。在加热之后,这些塑料包装排放出来的微粒数量级更是惊人。研究表明,仅 3 分钟的微波加热,就能使 1 cm$^2$ 的塑料容器释放出高达 422 万个微塑料和 21.1 亿个纳米塑料微粒。对在非加热条件下塑料容器的危害也不能掉以轻心,冷藏和室温储藏超过 6 个月,同样会释放出数百万乃至数十亿的微塑料和纳米塑料,只是不如微波加热快。

　　目前研究发现,大量接触纳米塑料与心血管疾病的发生存在关联,是人类心血管疾病的新的环境危险因素之一,纳米塑料通过食物摄入的外暴露方式进入体循环,到达肝脏和主动脉,通过促进内皮细胞和其他血管细胞的氧化应激、炎症和凋亡导致血管内皮系统受到损害,心肌纤维化等,增加心血管疾病风险。首个将塑料与人类疾病联系起来的随机对照试验发现,通过纳入并追踪 247 名无症状颈动脉疾病而接受颈动脉内膜切除术的患者 33.7 个月,共在 150 名(占比 58%)患者的颈动脉斑块组织中检测到了聚乙烯(即一种用于制造保鲜膜、塑料袋、饮料瓶的塑料)。在后期随访中,这 150 名颈动脉斑块组织检测出塑料含量的患者中,有 20% 的患者发生了非致命性心脏病、非致命性中风或死亡;而在斑块组织中没有检测出塑料含量的患者中,这一比例为 7.5%。

## 微塑料与纳米塑料促进血管疾病的机制

### 1. 促进泡沫细胞形成

微塑料和纳米塑料能够作用于主动脉内壁的巨噬细胞,上调巨噬细胞表面的 A 类 Ⅱ 型清道夫受体的表达,增加巨噬细胞吞噬脂质的能力,促进巨噬泡沫细胞形成,进而加快动脉粥样硬化进程。

### 2. 促进炎症

纳米塑料能够作用于肝脏,通过下调酶的表达,导致长链脂酰肉碱在肝脏聚集后释放入血液中,产生促炎效果。同时作用于巨噬细胞上的靶点,促进巨噬泡沫细胞分泌增加而加速动脉粥样硬化斑块的形成。纳米塑料、微塑料也可直接作用于免疫细胞和内皮细胞促进炎症反应,在体外用纳米塑料、微塑料处理心肌内皮细胞会显著增加血管黏附因子(VCAM-1)和细胞间黏附因子(ICAM-1)的表达;在服用纳米塑料、微塑料的小鼠主动脉组织中也能检测到 VCAM-1 和 IL-1β 的表达增加。

### 3. 诱导内皮功能障碍和血栓形成

血管内皮细胞可能是微塑料、纳米塑料进入人体血液后的直接作用靶点。纳米塑料聚集在人脐静脉内皮细胞表面,500 nm 大小的纳米塑料会引起细胞膜损伤,100 nm 大小的纳米塑料可被内皮细胞吸收并聚集在胞质,诱导其形成自噬体,引起自噬通量水平受损。此外,有研究发现,纳米塑料暴露会引发斑马鱼胚胎循环血液高凝状态和内皮功能障碍,影响血流动力学,最终导致血栓。

## 参考文献

［1］ Karami A，Golieskardi A，Keong C C，et al. The presence of microplastics in commercial salts from different countries［J］. Sci Rep，2017，7：46173.

［2］ Marfella R，Prattichizzo F，Sardu C，et al. Microplastics and nanoplastics in atheromas and cardiovascular events［J］. N Engl J Med，2024，390(10)：900-910.

［3］ Zhu X，Wang C，Duan X，et al. Micro-and nanoplastics：A new cardiovascular risk factor？［J］. Environ Int，2023，171：107662.

［4］ Vlacil A，Bnfer S，Jacob R，et al. Polystyrene microplastic particles induce endothelial activation［J］. PLoS One，2021，16(11)：e0260181.

［5］ Lu Y Y，Li H，Ren H，et al. Size-dependent effects of polystyrene nanoplastics on autophagy response in human umbilical vein endothelial cells［J］. J Hazard Mater，2022，421：126770.

［6］ Sun M，Ding R，Ma Y，et al. Cardiovascular toxicity assessment of polyethylene nanoplastics on developing zebrafish embryos［J］. Chemosphere，2021，282：131124.

# 第3章 常见膳食成分与血管健康

## 3.1 蛋 白 质

蛋白质是由氨基酸以肽键连接形成的具有一定空间结构的高分子有机化合物。氨基酸是蛋白质的基本结构单位,故蛋白质的部分理化性质与氨基酸相似。自然界氨基酸有300多种,但构成人体蛋白质的只有20种。氨基酸可分为必需氨基酸和非必需氨基酸:必需氨基酸是指人体不能合成或合成速度不能满足机体需要,必须从食物中获取的氨基酸;非必需氨基酸则指人体内可以利用其他氮源合成而不一定由膳食提供的氨基酸。人体中蛋白质含量约占体重的16%,其中约有一半氨基酸存在于肌肉中。食物中的蛋白质必须水解为氨基酸或短肽后才能被吸收,且由于唾液不含蛋白质水解酶,故食物蛋白质的消化从胃开始。

蛋白质是人体细胞组分中含量最丰富、功能最多的高分子有机化合物,在维持生命和健康中发挥极其重要的生理功能。首先,蛋白质是构成人体细胞和组织的重要成分,在生长发育、细胞组织更新、机体损伤修补和疾病恢复时都需要大量合成蛋白质。其次,它是构成体内生物活性物质的基础,例如参与代谢的酶、调节生理生化反应的激素、携带运输氧的血红蛋白、参与免疫反应的抗体等都是以蛋白质为物质基础。

蛋白质还能维持机体各种内环境的平衡,在特殊情况下为机体供能。蛋白质长期摄入不足会引起机体蛋白质缺乏,导致疲倦、体重减轻、贫血、免疫功能和应激能力下降等,当蛋白质丢失量大于20%时生命活动会被迫停止,常见于严重贫穷和饥饿人群或久病的恶病质患者。但蛋白质摄入是否越多越好？——不是的！蛋白质摄入过量会引起肥胖、肾小球损伤和蛋白尿、肾结石风险增加、骨骼柔韧性变差，等等。

## 蛋白质的主要食物来源

蛋白质的食物来源可分为植物性蛋白质和动物性蛋白质两大类。植物蛋白质中，大豆中蛋白质含量为35%～40%，氨基酸组成合理且在体内利用率较高，是蛋白质的优质来源。蛋类含蛋白质11%～14%（图3-1）。全谷物蛋白质含量约为8%，蛋白质含量不算高，但由于是我国居民的主食，所以是膳食蛋白质的主要来源。动物性蛋白质包括家禽、畜和鱼的肌肉，新鲜肌肉蛋白质含量为15%～22%。具体含量参考表3-1。发表在国际顶级医学期刊《英国医学杂志》的研究表明，较高的总蛋白摄入量与全因死亡率降低的风险有关，而植物性蛋白的摄入增加可以降低所有原因和心血管疾病的死亡率。用植物蛋白代替动物蛋白可能具有更大的健康益处。

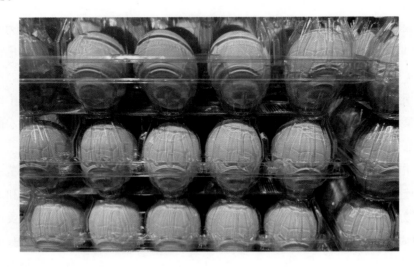

**图 3-1　鸡蛋**

《中国居民膳食指南（2022）》建议选择健康的蛋白质来源，包括：

（1）以植物蛋白质为主。较高的植物蛋白摄入量与较低的心血管疾病、冠心病和中风死亡率和发病率正相关。

表 3-1　常见代表性食物及其蛋白质含量

（单位：g/100 g）

| 食物名称 | 蛋白质含量 | 食物名称 | 蛋白质含量 |
|---|---|---|---|
| 小麦粉 | 11.2 | 绿豆 | 21.6 |
| 玉米(黄、干) | 8.7 | 红小豆 | 20.0 |
| 玉米面(黄) | 8.1 | 花生 | 24.8 |
| 小米 | 9.0 | 猪肉 | 13.2 |
| 马铃薯 | 2.0 | 牛肉 | 19.9 |
| 地瓜 | 0.2 | 羊肉 | 19.0 |
| 蘑菇(干) | 21.1 | 鸡肉 | 19.3 |
| 紫菜(干) | 26.7 | 鸡蛋 | 13.3 |
| 黄豆 | 35 | 草鱼 | 16.6 |

（2）定期摄入鱼类和海鲜，每周 2～3 份鱼，全因死亡率、心血管疾病、中风、心力衰竭的发生率较摄入鱼类较少的更低。

（3）选择低脂或无脂乳制品，取代全脂乳制品。

（4）在需要选择肉类或家禽时，尽量选择瘦肉和未经加工肉类。

## 保护血管健康的机制

### 1. 促进血管内皮一氧化氮的合成

精氨酸是一种常见氨基酸，它是神经递质一氧化氮的前体。一氧化氮可以帮助降低血压，它有助于放松血管内的微小肌肉，舒张血管，对心血管健康来说至关重要。较低的血压有助于预防动脉粥样硬化，因为血压低时动脉内不易形成斑块，从而预防心脏病发作或中风等心血管疾病。

### 2. 改善胰岛素敏感

2 型糖尿病是心血管疾病发展的主要危险因素。糖尿病骨骼肌代谢失调影响胰岛素敏感性和葡萄糖稳态。谷氨酰胺是调控葡萄糖稳定性和胰岛素敏感性的关键氨基酸,其水平影响骨骼肌的炎症反应,调节胰岛素信号抑制剂适应性蛋白的表达。此外,在肥胖小鼠模型中,谷氨酰胺的全身性升高可改善胰岛素敏感性并恢复葡萄糖稳态。

**参考文献**

[1] 中国营养学会.中国居民膳食营养素参考摄入量(2023版)[M].北京:人民卫生出版社,2023.

[2] 中国营养学会.中国居民膳食指南(2022)[M].北京:人民卫生出版社,2022.

[3] Park H Y. Dietary arginine and citrulline supplements for cardiovascular health and athletic performance:a narrative review[J]. Nutrients, 2023, 15(5):1268.

[4] Ling Z N, Jiang Y F, Ru J N, et al. Amino acid metabolism in health and disease[J]. Signal Transduct Target Ther,2023,8(1):345.

# 3.2 脂　肪

　　人体内的脂类分成两大类,即脂肪与类脂。脂肪,又称为真脂、中性脂肪或三酯,由一分子的甘油和三分子的脂肪酸结合而成。脂肪酸按照碳链中是否含有双键,分为不饱和脂肪酸与饱和脂肪酸两种。动物来源的脂肪以含饱和脂肪酸为主,在室温下呈固态(如乳制品、肉类、蛋黄、硬脂肪等)。以反式脂肪酸为代表的不饱和脂肪酸,可通过植物油和鱼油的部分氢化工业程序生产,用于烘焙和油炸食品(如甜甜圈、甜饼干、苏打饼干和馅饼)及其他预包装的零食和食品,它们也天然存在于反刍动物(如牛、绵羊、山羊、骆驼)的肉类(图3-2)和乳制品中。

　　类脂主要包括固醇、磷脂和鞘磷脂等。脂肪的主要生理功能是构成人体组织、供能储能、维持体温、保护脏器等,类脂的主要作用是维持生物膜结构与功能、构成脑和神经组织、改善脂肪吸收、参与合成维生素与激素等。膳食中的脂类主要为脂肪、少量磷脂、胆固醇及胆固醇酯,均需经过消化吸收才能被人体利用,消化过程主要在小肠进行。

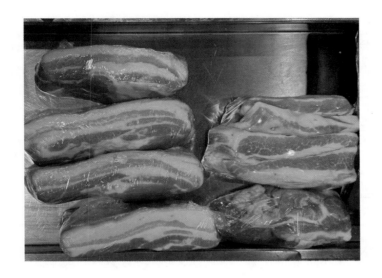

图 3-2　肉类

## 脂肪的主要食物来源

膳食中的脂类主要为脂肪、少量磷脂和固醇。含脂肪丰富的食品为动物性食物和坚果类。动物性食物以畜肉类含脂肪最丰富，且多为饱和脂肪酸。禽肉和鱼肉的脂肪含量一般较低，不超过 10%。蛋类以蛋黄的脂肪含量最高，约为 30%，但全蛋的脂肪含量仅为 10% 左右。植物性食物中以坚果类的脂肪含量最高，最高可达 50% 以上，其脂肪组成多以亚油酸为主，所以是多不饱和脂肪酸的重要来源。具体含量参考表 3-2。

表 3-2　常见代表性食物及其脂肪含量

（单位：g/100 g）

| 食物名称 | 脂肪含量 | 食物名称 | 脂肪含量 |
| --- | --- | --- | --- |
| 辣椒油 | 100 | 开心果 | 53 |
| 橄榄油 | 99.9 | 花生酱 | 53 |
| 大豆油 | 99.9 | 芝麻酱 | 52.7 |
| 猪油（炼制） | 99.6 | 杏仁（炒） | 51 |
| 黄油 | 98 | 鸭皮 | 50.2 |

续表

| 食物名称 | 脂肪含量 | 食物名称 | 脂肪含量 |
| --- | --- | --- | --- |
| 奶油 | 97 | 腊肉(生) | 48.8 |
| 肥膘肉 | 88.6 | 炸薯片 | 48.4 |
| 松子仁 | 70.6 | 腊肠 | 48.3 |
| 五花肉 | 59 | 南瓜子仁 | 48.1 |
| 核桃 | 58.8 | 黑芝麻 | 46.1 |
| 葵花籽仁 | 53.4 | 花生仁(生) | 44.3 |

## 脂肪摄入水平和类别与健康

摄入不足：首先，膳食脂肪缺乏可导致能量摄入不足。其次，其作为人体获得必需脂肪酸的重要途径，摄入不足易造成生长迟缓、生殖障碍、皮疹以及肾脏、肝脏、神经和视觉疾病。膳食脂肪缺乏亦可引起脂溶性维生素不足或缺乏，进而出现脂溶性维生素缺乏癌症。此外，多种多不饱和脂肪酸的摄入可降低心血管疾病、糖尿病的风险，故摄入不足可能会导致相关疾病发生率的升高。1927年研究发现脂肪的缺乏严重影响动物的生长和繁殖，后来发现断乳大鼠不摄入脂肪会出现鳞状皮肤、尾部坏死和死亡率增加等问题。人类长期不摄入含脂肪的膳食会发生皮炎、伤口难以愈合等问题，婴儿缺乏必需脂肪酸会导致大脑发育延缓、认知功能下降，老年人缺乏必需脂肪酸会加速其大脑功能衰退。

摄入过量：膳食脂肪过量可能会导致肥胖，增加高血压及心血管疾病发生的风险。饱和脂肪酸长期摄入过量可增加心血管疾病的发生率与死亡率。长期摄入反式脂肪酸可引起血管炎症、氧化应激而加速动脉粥样硬化的发展，还是糖尿病、肿瘤等的危险因素。

## 《中国居民膳食指南(2022)》建议摄入量

（1）推荐成年人平均每天烹调油摄入量为25～30 g；在满足平衡膳食模式中

其他食物建议量的前提下,烹调油需要限量。按照 25～30 g 计算,烹调油提供 10%左右的膳食能量。烹调油包括各种动植物油,植物油如花生油、大豆油、菜籽油、葵花籽油等,动物油如猪油、牛油、黄油等。烹调油也要多样化,应经常更换种类,以满足人体对各种脂肪酸的需要。

(2) 建议反式脂肪酸每天摄入量不超过 2 g。

## 保护血管健康的机制

### 1. 改善内皮功能

内皮细胞能通过释放血管舒缩因子来调节血管的弹性。单不饱和脂肪酸(MUFA)能显著改善内皮功能,此外还能抑制促炎转录因子 NF-$\kappa$B 的水平,通过降低炎症反应的水平来减少对内皮细胞的损伤。初榨橄榄油是 MUFA 的主要来源,在多项临床前瞻性研究和荟萃分析中,MUFA 被认为具有预防原发性和继发性心血管疾病的作用。一项研究提示,每天食用超过 7 g(＞1/2 汤匙)的橄榄油与降低心血管疾病、癌症、神经退行性疾病和呼吸系统疾病的死亡率相关。研究发现,食用橄榄油最多的人群心血管疾病死亡风险降低了 19%,癌症死亡风险降低了 17%,神经退行性疾病死亡风险降低了 29%,呼吸系统死亡风险降低了 18%。每天用橄榄油替代 10 g 其他脂肪,可显著降低总死亡风险和特定原因死亡风险,最高可达 34%。

### 2. 抑制血小板聚集

血栓形成会加剧血管内皮细胞的损伤,而血小板聚集、血液凝固和纤维蛋白溶解共同影响着血栓的形成。在凝血和纤溶系统中,MUFA 能够抑制血小板聚集,进而抑制血栓形成,对血管起到保护作用。

### 3. 减少低密度脂蛋白氧化

低密度脂蛋白(LDL)是胆固醇的一种,由于 LDL 尤其是其氧化形式容易沉积在血管内壁,引起动脉粥样硬化,所以又被称作坏胆固醇。MUFA 能够增强 LDL 的抗氧化能力,减少氧化型 LDL 的生成,避免血管壁的激活,从而有效地保护血管内皮,在一定程度上可以防止心血管疾病的发生。同时 MUFA 可以增加 LDL 受体的活性,从而加速 LDL 的清除。此外,ω-3 多不饱和脂肪酸(PUFA)通过降低血浆中

LDL-C和极低密度脂蛋白胆固醇,升高HDL-C,从而降低冠状动脉血管病变发生率。

## 参考文献

[1] 世界卫生组织.成人和儿童饱和脂肪酸和反式脂肪酸摄入量:世卫组织指南概要[R].2023.

[2] 中国营养学会.中国居民膳食营养素参考摄入量(2023版)[M].北京:人民卫生出版社,2023.

[3] 王娜.单不饱和脂肪酸对心血管疾病的作用机制[J].中国实用医药,2010,5(23):256-257.

[4] Guasch-Ferré M,Li Y,Willett W C,et al. Consumption of olive oil and risk of total and cause-specific mortality among U. S. adults[J]. Journal of the American College of Cardiology,2022,79(2):101-112.

[5] Owen R W,Mier W,Giacosa A,et al. Phenolic compounds and squalene in olive oils: the concentration and antioxidant potential of total phenols,simple phenols,secoiridoids,lignansand squalene[J]. Food Chem Toxicol,2000,38(8):647-59.

[6] 陈雪,梁克红,王靖,等.膳食中多不饱和脂肪酸对心血管疾病防治研究进展[J].中国油脂,2020,45(10):87-94.

# 3.3 碳水化合物

碳水化合物又称糖类,是由碳、氢和氧三种元素组成的有机化合物,它们是自然界存在最多的有机化合物,具有广谱化学结构和生物功能。由于它们所含的氢氧的比例为2:1,与水相同,故称为碳水化合物。19世纪德国化学家首次把淀粉分解为糖,并将其命名为葡萄糖。碳水化合物按照其聚合度可被分为糖、寡糖和多糖三类。碳水化合物的消化吸收取决于食物中天然存在形式、化学结构和构象,它们必须在特异性酶的催化下分解为单糖(糖的基本单位),才能被机体吸收。

碳水化合物是一切生物体维持生命活动所需能量的主要来源。它们不仅是营养物质,而且有些还具有特殊的生理活性。首先,膳食中的碳水化合物是人类获取能量的最经济和最主要的来源,能够提供和储存热能。其次,碳水化合物是构成机体组织的重要物质,是维持大脑功能必需的能源并参与细胞的组成和多种活动。此外,它们还具有调节脂肪代谢、提供膳食纤维、节约蛋白质、抗生酮、解毒和增强肠道功能(特别是促进乳酸杆菌、双歧杆菌等有益菌群的增殖)等作用。

## 碳水化合物的主要食物来源

　　碳水化合物主要来源于植物性食物,如谷物、蔬菜和水果。一般谷物中碳水化合物的含量在 70%～80%,是我国居民的碳水化合物的主要来源。杂豆类如绿豆、红豆碳水化合物含量在 60% 左右,水果蔬菜类食物含有一定量糖类。具体含量参考表 3-3。

表 3-3　常见代表性食物及其碳水化合物含量

（单位：g/100 g）

| 食物名称 | 碳水化合物含量 | 食物名称 | 碳水化合物含量 |
| --- | --- | --- | --- |
| 稻米(东北) | 75.3 | 芸豆 | 54.2 |
| 方便面 | 60.9 | 藕粉 | 92.9 |
| 高粱米 | 70.4 | 桂圆干 | 62.8 |
| 挂面 | 74.5 | 果丹皮 | 77.4 |
| 苦荞麦粉 | 60.2 | 绿豆糕 | 72.2 |
| 馒头 | 48.3 | 茶叶 | 50.3 |
| 糯米 | 77.5 | 红薯 | 23.1 |
| 小麦粉 | 71.5 | 马铃薯 | 16.5 |
| 小米 | 73.5 | 甘蔗 | 15.4 |
| 燕麦片 | 61.6 | 荔枝 | 16.1 |
| 豇豆 | 58.9 | 苹果 | 12.3 |

## 碳水化合物的摄入水平与健康

　　碳水化合物摄入不足:长期低碳水化合物膳食减肥人群中会出现呕吐、严重酸中毒、便秘和口臭等。此外,膳食碳水化合物供应不足时,草酰乙酸供应量减少,导致脂肪酸氧化不彻底而产生过多的酮体,酮体的积累会增加心血管疾病等慢性病的发生风险。

　　碳水化合物摄入过量:碳水化合物摄入过多会引起肥胖,增加心血管疾病、龋齿的风险。另外,膳食中的糖常指添加糖,其是指在食品生产和制备的过程中被添加到食品中的枫糖和糖浆,流行病学研究显示人群中添加糖的消耗量和心血管疾病的死亡风险值成正比。

此外,在成年人中,一项随访长达 25 年超过 43 万人的研究显示,总碳水摄入量与期望寿命之间存在倒 U 形关联。其中,与低、高碳水化合物组相比,中等水平碳水化合物饮食(碳水化合物功能比为 50%~55%),预期寿命较高且死亡风险率大幅降低。针对儿童青少年,基于身高、体重增加及能量需求,推荐摄入健康的碳水化合物而非精制糖和简单碳水化合物(如饮料、甜点等)(表 3-4)。

表 3-4 我国不同年龄居民的碳水化合物摄入量

(单位:g/标准人日)

| 年龄段 | 男性 | 女性 |
|---|---|---|
| 2 岁～ | 164.2 | 154.2 |
| 4 岁～ | 182.6 | 170.3 |
| 6 岁～ | 183.5 | 182.1 |
| 9 岁～ | 201.0 | 194.2 |
| 11 岁～ | 217.3 | 211.4 |
| 15 岁～ | 288.2 | 255.1 |
| 18 岁～ | 267.1 | 231.1 |
| 30 岁～ | 275.9 | 235.4 |
| 50 岁～ | 269.9 | 235.5 |
| 65 岁～ | 257.4 | 223.2 |
| 75 岁～ | 233.6 | 205.3 |

## 保护血管健康的机制

**1. 减少甘油三酯含量,提高高密度脂蛋白**

高血脂是心血管疾病的危险因素之一。以前关于血脂的解读认为胆固醇重要而甘油三酯不重要,如今认识到高甘油三酯也是导致高血脂的重要原因。生酮饮食能降低甘油三酯、小而密的低密度脂蛋白含量,提高高密度脂蛋白含量。

但是低碳饮食也会对身体造成危害,例如,一项荟萃分析发现碳水化合物摄入量与死亡风险呈现 U 形关联,碳水化合物供能比为 50%～55%时死亡风险最低。另一项针对心血管疾病风险的 Meta 分析则发现,较高的碳水化合物摄入量与总心血管疾病发病风险和卒中发生风险增加相关,而与心血管死亡风险和冠心病发病风险无关。

除了碳水化合物的摄入量外,碳水化合物的质量和来源也相对重要。一项纳入了三项大型队列的研究发现了碳水化合物质量和来源对体重管理的重要性,限制添加糖、含糖饮料、精制谷物、淀粉类蔬菜的摄入,增加全谷物、水果和非淀粉类蔬菜的摄入则有助于控制体重。

### 2. 降血压

和高血脂类似,高血压也是心脑血管病的主要危险因素之一。一项国外的研究显示,146 位超重的退伍军人(平均年龄 52 岁)中,30%受试者患糖尿病,30%受试者患高血压,被随机分为低脂组和低碳组进行饮食测试,持续 48 周。结果表明,低碳组收缩压降低 5.9 mmHg,而低脂组血压升高了 1.5 mmHg;低碳组舒张压下降了 4.5 mmHg,而低脂组升高了 0.4 mmHg。故低碳饮食显著的降压效果对于预防和治疗心血管疾病是非常有益的。

## 参考文献

[1]　中国营养学会. 中国居民膳食营养素参考摄入量(2023 版)[M]. 北京:人民卫生出版社,2023.

[2]　Ge Y,Ahmed S,Yao W,et al. Regulation effects of indigestible dietary polysaccharides on intestinal microflora:An overview[J]. J Food Biochem,2021,45(1):e13564.

[3]　Seidelmann S B,Claggett B,Cheng S,et al. Dietary carbohydrate intake and mortality:a prospective cohort study and meta-analysis[J]. Lancet Public Health,2018,3(9):e419-e428.

[4]　Dong T,Guo M,Zhang P,et al. The effects of low-carbohydrate diets on cardiovascular risk factors:A meta-analysis[J]. PLoS One,2020,15(1):e0225348.

[5]　Mohammadifard N,Mansourian M,Firouzi S,et al. Longitudinal association of dietary carbohydrate and the risk cardiovascular disease:A dose-response meta-analysis[J]. Crit Rev Food Sci Nutr,2022,62(23):6277-6292.

[6]　Wan Y,Tobias D K,Dennis K K,et al. Association between changes in carbohydrate intake and long term weight changes:Prospective cohort study[J]. BMJ,2023,382:e073939.

[7]　Yancy W S,Westman E C,McDuffie J R,et al. A randomized trial of a low-carbohy-

drate diet vs orlistat plus a low-fat diet for weight loss[J]. Arch Intern Med，2010，170 (2)：136-145.

# 3.4 维 生 素

维生素是人和动物为维持正常的生理功能而必须从食物中获取的一类微量有机物质，在人体生长、代谢、发育过程中发挥着重要的作用。1897 年研究者在爪哇发现只吃精磨的白米会导致脚气病，而未经碾磨的糙米能治疗这种病，当时称这种能治脚气病的物质为"水溶性 B"。1906 年研究者证明食物中含有除蛋白质、脂类、碳水化合物、无机盐和水以外的"辅助因素"，其含量很少，但为动物生长所必需的。维生素与碳水化合物、脂肪和蛋白质不同，在天然食物中仅占极少比例，但又为人体所必需。目前已经发现的维生素有 60 余种，大部分已经可以通过人工合成。迄今被世界公认的维生素有 13 种，它们是：维生素 A、维生素 $B_1$（硫胺素）、维生素 $B_2$（核黄素）、维生素 $B_3$（烟酸）、维生素 $B_5$（泛酸）、维生素 $B_6$、维生素 $B_7$（生物素）、维生素 $B_9$（叶酸）、维生素 $B_{12}$、维生素 C、维生素 D、维生素 E、维生素 K。维生素大致可分为脂溶性和水溶性两大类（图 3-3）。

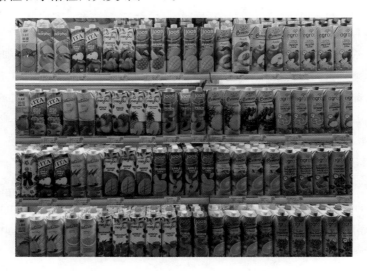

**图 3-3 维生素饮料**

维生素在人体内既不参与构成人体细胞，也不为人体提供能量。其中，维生素

A 与皮肤正常角化关系密切,维生素 A 能阻止和抑制癌细胞的增生,对预防胃肠道癌和前列腺癌功能尤其显著;B 族维生素可以抑制癌细胞生成,还能帮助合成人体内一些重要的酶,调节体内代谢;维生素 C 被称为皮肤最密切的伙伴,它能延长机体寿命,是构成皮肤细胞间质的必需成分;维生素 E 被公认有抗衰老功效,能使毛发皮肤光润,皱纹展平;维生素 $K_1$ 可改善因疲劳而引起的黑眼圈。

## 维生素的缺乏或过量

人体会储藏脂溶性维生素,所以摄入过量会积存在身体特别是肝脏中,有中毒危险。水溶性维生素会通过肾脏排泄,相对安全,但是也不可摄入过量,因为超量的维生素可能会在体内发生其他生物化学反应。通常从食物中正常摄取维生素不会存在过量的问题,但是食用过多维生素药品就有可能发生危险(表 3-5)。

表 3-5　各类维生素的食物来源、参考摄入量与身体健康

| 种类 | 食物来源 | 参考摄入量 | 缺乏症 | 摄入过量问题 |
|---|---|---|---|---|
| 维生素 A | 绿叶菜、黄色菜(胡萝卜)、水果、肝脏、奶与奶制品 | 成年人800微克/天 | 夜盲症,角膜干燥症,皮肤干燥,脱屑 | 致畸、肝脏损伤等 |
| 维生素 $B_1$ | 动物内脏、肉、豆类和花生 | 成年男子1.4毫克/天,成年女子 1.3毫克/天 | 神经炎,脚气病,食欲不振,消化不良,生长迟缓 | 暂未见不良反应报道 |
| 维生素 $B_2$ | 肝、肾、心脏、奶类和蛋类 | 成年男子1.4毫克/天,成年女子1.2毫克/天 | 口腔溃疡,皮炎,口角炎,舌炎,唇裂症,角膜炎等 | 暂未见不良反应报道 |
| 维生素 $B_6$ | 植物性食物(熟葵花籽、红尖辣椒、黄豆和花生等)、动物性食物(金枪鱼、鸡胸脯等) | 成年人1.2毫克/天 | 脂溢性皮炎、老年人高半胱氨酸血症风险增加 | 周围感觉神经症状、腕管综合征、光敏感性反应等 |
| 维生素 $B_{12}$ | 豆类、肉、肝和鱼类 | 成年人1.2微克/天 | 巨幼红细胞性贫血 | 暂未见不良反应报道 |
| 维生素 C | 新鲜的水果和蔬菜 | 100毫克/天 | 坏血病,抵抗力下降 | 渗透性腹泻、泌尿系统结石 |

续表

| 种类 | 食物来源 | 参考摄入量 | 缺乏症 | 摄入过量问题 |
|---|---|---|---|---|
| 维生素 D | 海鱼、肝、蛋黄和奶油 | 0.0005～0.01 毫克/天 | 儿童的佝偻病,成人的骨质疏松症 | 维生素 D 中毒:高钙血症、高钙尿症,心脏、血管、肺等软组织出现钙沉积 |
| 维生素 E | 油料种子和植物油 | 成年人 14 毫克/天 | 不育,流产,肌肉性萎缩等 | 使用抗凝药物或有维生素 K 缺乏的人在没有密切医疗监控情况下使用维生素 E 会增加致命性出血的危险 |
| 维生素 K | $K_1$ 来自绿色蔬菜尤其是茎、叶和花等部分、藻类;$K_2$ 来自发酵食品、肉类和乳制品 | 膳食来源丰富,一般较少缺乏 | 出血倾向 | 暂未见不良反应报道 |

一般人体所需维生素量较少,只要注意膳食平衡一般就不会导致维生素缺乏。缺乏维生素不会致死,但是由于新陈代谢紊乱会导致很多病征。

## 保护心血管的流行病学证据

(1) 维生素 A 在特定的条件下对心脑血管具有保护作用,研究发现,在高血压患者人群中,全因死亡率与血清视黄醇含量呈 U 形关系。国外研究显示,血清维生素 A 处于 300～800 $\mu$g/L 时,可预防心血管疾病发生。

(2) 缺乏维生素 $B_{12}$ 所导致的高同型半胱氨酸血症不仅是心血管的危险因素,还对脑细胞产生毒性作用。

(3) 补充维生素 C,有利于降低 2 型糖尿病、高血压、心血管疾病、高尿酸血症等的风险。

(4) 在一项纳入 31 项前瞻性研究的分析中,研究包括 500 962 名开始没有患冠心病或中风的参与者,观察性分析结果表明,在原本体内维生素 D 浓度低的情况下,补充维生素 D 后,体内维生素 D 的浓度与冠心病、中风的发生率和全因死亡率结果呈负相关:维生素 D 浓度每增加 10 nmol/L,全因死亡率将下降 31%,中风的发生率下降 15%,冠心病的发生率下降 11%。一项纳入 21 315 名 60 岁以上的参与者通过每月补充 60 000 IU 维生素 D 胶囊,结果表明与安慰剂组相比,服用维生素 D 组的主要心血管事件发生率降低了 9%，相当于每 1000 名参与者减少了 5.8 次事件。

（5）在一项观察性研究中，在 53 372 名年龄中位数为 56 岁的丹麦公民中，8 726 人在 2017—2022 年的随访期间因动脉粥样性心血管疾病（ASCVD）住院。与维生素 $K_1$ 摄入量最低的参与者相比，维生素 $K_1$ 摄入量最高的参与者 ACSVD 相关住院的风险降低了 21%。同样，维生素 $K_2$ 摄入量最高的参与者因 ACSVD 相关住院的风险比维生素 $K_2$ 摄入量最低的参与者低 14%。结果表明 ASCVD 的风险与高维生素 $K_1$ 或 $K_2$ 饮食呈负相关，强调了维生素 K 对 ASCVD 预防的潜在重要性。

以上介绍的维生素需在专科医生指导下补充。

## 参考文献

［1］　中国营养学会.中国居民膳食营养素参考摄入量（2023 版）［M］.北京：人民卫生出版社，2023.

［2］　Li H，He P，Lin T，et al. Association between plasma retinol levels and the risk of all-cause mortality in general hypertensive patients：A nested case-control study［J］. J Clin Hypertens（Greenwich），2020，22(5)：906-913.

［3］　Min K B，Min J Y. Relation of serum vitamin A levels to all-cause and cause-specific mortality among older adults in the NHANES III population［J］. Nutr Metab Cardiovasc Dis，2014，24(11)：1197-1203.

［4］　Qin B，Xun P，Jocob D R，et al. Intake of niacin，folate，vitamin B-6，and vitamin B-12 through young adulthood and cognitive function in midlife：the Coronary Artery Risk Development in Young Adults（CARDIA）study［J］. Am J Clin Nutr，2017，106(4)：1032-1040.

［5］　中华预防医学会，中华预防医学会心脏病预防与控制专业委员会，中华医学会糖尿病学分会，等.中国健康生活方式预防心血管代谢疾病指南［J］.中华糖尿病杂志，2020，12(3)：141-162.

［6］　The editors of the Lancet Diabetes Endocrinology. Estimating dose-response relationships for vitamin D with coronary heart disease，stroke，and all-cause mortality：observational and Mendelian randomisation analyses［J］. Lancet Diabetes Endocrinol. 9(12)：837-846.

［7］　Thompson B，Waterhouse M，English D R，et al. Vitamin D supplementation and major cardiovascular events：D-Health randomised controlled trial［J］. BMJ，2023，381：e075230.

［8］ Bellinge J W，Dalgaard F，Murray K，et al. Vitamin K intake and atherosclerotic cardio-vascular disease in the danish diet cancer and health study［J］. J Am Heart Assoc，2021，10(16)：e020551.

# 3.5　矿　物　质

矿物质是地壳中自然存在的化合物或天然元素，又称为无机盐，是人体内无机物的总称，也是构成人体组织和维持正常生理功能所必需的各种元素的总称。人体中含有各种元素，除了碳、氢、氧、氮主要以有机物的形式存在外，其余的 60 多种元素统称为矿物质(无机盐)。其中，钙、磷、钾、钠、镁、氯、硫等元素占人体体重的 4%～5%，在人体内的含量大于体重的 0.01%，又被称为常量元素。其他元素如铁、铜、碘、锌、锰、钼、钴、铬、锡、钒、硅、镍、氟、硒等，属于含量小于体重 0.01% 的矿物质，被称为微量元素。按照构成人体组织、参与机体代谢、维持生理功能所必需的功能微量元素又可分为必需微量元素(8 种)、可能必需微量元素(5 种)以及低剂量可能具有功能且具有潜在毒性微量元素(8 种)(图 3-4)。

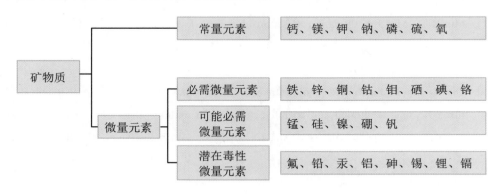

**图 3-4　矿物质分类**

常量元素是人体生理所必需的物质，分布在身体的各个部位，并发挥着无可替代的作用。首先，常量元素是构成人体的重要组分，如硫和磷参与蛋白质的合成，钙、磷、镁是骨骼和牙齿中最主要的成分。其次，常量元素存在于细胞内液或细胞外液，对调节细胞内、外液的渗透压，控制水分流动，维持体液的稳定性起着重要的作用。此外，常量元素还作为酶系统中的重要组成部分、辅基或激活剂能够参与物质代谢、参与血液凝固过程。微量元素尽管人体只需要极少量,但它们对维持人体的健康和正常生理功能也起着至关重要的作用。微量元素是构成酶和维生素的组成成分和辅助因子,如铁和铜是构成呼吸酶的重要成分,还构成某些激素或参与激素的作用,这也是为什么提倡吃含碘盐,其还参与基因的调控和核酸代谢等。

## 矿物质的主要食物来源

为了确保血管健康,建议通过均衡饮食来摄取这些矿物质,而不是过度依赖补充剂。食物如绿叶蔬菜、坚果、种子、豆类、全谷物、鱼类和家禽是良好的矿物质来源。同时,应该注意避免过量摄入某些矿物质,尤其是钠(氯化钠),因为它会导致血压升高。在考虑矿物质补充剂时,应咨询医疗专业人员,因为不当的补充可能对心血管健康产生不利影响。适量且平衡的矿物质摄入,结合健康的生活方式,是维护血管健康的关键。

常见矿物质的食物来源如表 3-6 所示。

**表 3-6　常见矿物质的食物来源**

| 元素 | 食　物　来　源 |
|------|----------------|
| 钙 | 杏仁、玉米油、南瓜子、豆类、卷心菜、小麦 |
| 镁 | 麦芽、杏仁、腰果、葡萄干、花生、大蒜、青豆、螃蟹、山核桃 |
| 钠 | 泡菜、橄榄、小虾、火腿、芹菜、卷心菜、螃蟹、豆瓣菜、红芸豆 |
| 钾 | 豆瓣菜、芹菜、小黄瓜、萝卜、白色菜花、南瓜、蜂蜜 |
| 铁 | 南瓜子、杏仁、腰果、葡萄干、胡桃、猪肉、豆类、芝麻、山核桃 |
| 锌 | 牡蛎、羔羊肉、山核桃、小虾、青豆、豌豆、蛋黄、全麦谷物、燕麦、花生、杏仁 |
| 锰 | 豆瓣菜、菠菜、生菜、葡萄、草莓、燕麦、芹菜 |
| 铬 | 面包、牡蛎、土豆、麦芽、青椒、鸡蛋、鸡肉、苹果、黄油、玉米粉、羔羊肉 |
| 钼 | 番茄、麦芽、猪肉、羔羊肉、小扁豆和其他豆类 |
| 磷 | 乳制品、坚果、豆类、谷类食物、鲑鱼和大比目鱼 |
| 硒 | 牡蛎、蜂蜜、蘑菇、鲱鱼、金枪鱼、卷心菜、牛肝脏、小黄瓜、鳕鱼、鸡肉 |

## 保护血管健康的机制

### 1. 钙

血液中的钙可以通过调节心脏节律、促进血管平滑肌松弛以及参与凝血过程来支持血管健康。缺钙会引起全身阻力血管的平滑肌细胞收缩增强,加大血管阻力,增加钙的摄入有利于降低血压。此外,补钙可以抑制脂肪吸收,可以降低血液中低密度脂蛋白含量,并且钙可以抑制血小板聚集,动物缺钙可引起血胆固醇和甘油三酯升高,增加动脉粥样硬化发生风险。然而,动脉粥样硬化斑块形成的两个关键事件是血管壁细胞内脂质沉积和动脉平滑肌细胞从内膜向中膜的迁移和增殖,过量的钙摄入可能与心血管疾病风险增加有关。

### 2. 镁

镁能够降低血液中胆固醇含量、增加冠状动脉血流和保护心肌细胞完整性。镁离子与血压关系密切,饮用水中镁离子浓度与高血压程度呈负相关,镁离子能够抑制血管运动中枢,松弛外周血管平滑肌。此外,镁离子通过抑制血管收缩物质和拮抗钙离子调节血管弹性,放松血管,从而有助于降低血压。镁还参与能量产生,在细胞内,镁与 ATP 等形成复合物从而激活与代谢相关的酶,参与蛋白质和核酸的合成、碳水化合物及脂肪代谢。确保适量的镁摄入对于维护心血管健康至关重要。

### 3. 钾

钾是细胞内最主要的阳离子之一,对于调节心脏节律和血压至关重要。心肌细胞内外的钾离子浓度与心肌的自律性、传导性和兴奋性有密切关系。钾缺乏时,心肌兴奋性增高;钾过高时,又使心肌自律性、传导性和兴奋性受抑制。钾过高或过低均可引起心律失常。此外,钾有助于平衡体内的液体,并通过扩张血管来降低血压。

### 4. 钠

钠是维持细胞外液渗透压和血压的主要离子,而血管内液体的渗透压主要由晶体钠离子($Na^+$)和胶体成分(如蛋白质)的浓度决定。如果人体摄入的钠过多,会增加血管平滑肌细胞内的钠离子浓度,导致平滑肌收缩增强,外周血管阻力增加,血压升高。此外,钠还参与调节血管的收缩和舒张,维持正常的血压。然而,过多的钠摄入会对心血管健康产生不利影响。

5. 铁

铁对于运输氧气至全身的血液细胞——红细胞的生产至关重要。虽然铁的摄入对于维持血管健康是必要的,但过量的铁摄入可能增加心血管疾病的风险。

6. 硒

硒是一种强大的抗氧化剂,能够清除体内的自由基,减少氧化应激,从而保护血管内皮细胞免受损伤,维护血管的正常功能。硒能够降低血小板的黏附性,减少血栓的形成,保持血液流动性,防止血管阻塞。此外,硒可以促进胆固醇的代谢,帮助降低胆固醇水平并预防动脉粥样硬化。

7. 铜

铜是 SOD 活性发挥的重要金属离子,SOD 是一种重要的抗氧化酶,能够清除体内的自由基,减少氧化应激对血管内皮细胞的损伤,保护血管健康。铜对于形成胶原蛋白和弹性蛋白至关重要,这两种蛋白质是维持血管壁强度和弹性的关键组成部分,有助于维持血管壁和血管内皮细胞的弹性。此外,铜能够促进铁的代谢,参与多种酶系统的活化,通过增强免疫系统功能减轻对血管健康有害的炎症反应。

8. 锌

锌对于维持免疫系统的完整性、细胞分裂和生长以及伤口愈合至关重要。锌还有助于保持血管壁的完整性,从而维护心血管健康。

## 参考文献

[1] Bellosta S, Bernini F. Lipophilic calcium antagonists in antiatherosclerotic therapy[J]. Curr Atheroscler Rep,2020,2(1):76-81.

[2] 李相伍,文永植.镁在心血管疾病中的应用现状[J].国外医学(医学地理分册),2011,32(4):291-298,306.

[3] 王三合,王治伦.镁转运在高血压发病机制中的作用[J].国外医学(医学地理分册),2010,31(1):61-63.

[4] Whelton P K, He J, Cutler J A, et al. Effects of oral potassium on blood pressure:Meta-analysis of randomized controlled clinical trials[J]. JAMA,1997,277(20):1624-1632.

# 3.6 膳食纤维

膳食纤维是植物中天然存在的、提取或合成的碳水化合物的聚合物,是聚合度≥3,并且不能被人体小肠的酶类水解、难以被消化吸收,但对人体有健康意义的一类多糖物质。它既不能被消化吸收,也不能产生能量,包括纤维素、半纤维素、果胶、菊粉及其他一些膳食纤维单体成分等。一般来说,膳食纤维主要分为两种:水溶性膳食纤维和非水溶性膳食纤维(图 3-5)。水溶性膳食纤维,顾名思义,其能够溶于水,在水中形成凝胶状物质,有助于减慢胃的排空速度,增加饱腹感。非水溶性膳食纤维不溶于水同时也不会在水中形成凝胶,在水中的膨胀作用增加食物的体积,可促进肠道蠕动,减少食物在肠道中的停留时间,故而在保持消化系统健康上扮演着重要的角色。

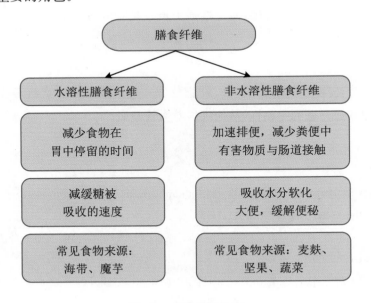

**图 3-5 膳食纤维分类**

膳食纤维能够调节肠道健康,缓解便秘,促进益生菌生长,维持肠道免疫功能,同时预防结肠癌、乳腺癌等肿瘤疾病,当我们摄入膳食纤维时,由于其不被小肠消化吸收从而进入大肠,通过大肠排出体外,在这个过程中,膳食纤维能够刺激肠道蠕动,便于排出粪便。粪便中含有一些食物残渣和可能的致癌物质,膳食纤维可以加速粪便通过肠道的速度,从而降低这些物质在肠道内的停留时间,减少它们与肠道内壁接触的机会。另外,膳食纤维在肠道内发酵,会产生短链脂肪酸,这些物质对肠道有保护作用,能够维护肠道内壁,降低肠道对致癌物质的敏感性。此外,研究发现膳食纤维能够改善肠道健康,预防心血管疾病及降低 2 型糖尿病的风险。

## 膳食纤维的主要食物来源

富含膳食纤维的食物来源广泛,包括谷物、豆类、薯类、蔬菜水果、坚果等。其中,大部分蔬菜、水果的膳食纤维含量在 1%～5%,全谷物的膳食纤维含量一般在 3% 以上,坚果类的膳食纤维含量大多在 4%～11%,个别如黑芝麻、松子的含量分别高达 14%、12.4%。不同食物中膳食纤维的含量参差不齐(表 3-8)。

表 3-8　膳食纤维在食物中的含量

(单位:g/100 g 可食部分)

| 来源 | 含量 | 来源 | 含量 |
| --- | --- | --- | --- |
| 山核桃(熟) | 20 | 无花果干 | 9.8 |
| 葵花籽 | 13 | 梨 | 9 |
| 大杏仁 | 18.5 | 树莓 | 6.5 |
| 松子 | 12.4 | 香菇 | 4.2 |
| 腰果 | 10.4 | 空心菜 | 4 |
| 燕麦 | 13 | 羽衣甘蓝 | 4 |
| 荞麦 | 4.5 | 西兰花 | 4 |
| 牛油果 | 6.8 | 藕 | 4.9 |

## 膳食纤维的参考摄入量

由于膳食纤维具有不可消化性和组分的多样性,膳食纤维的摄入量因摄入人群的性别、年龄及生理状况的不同而有所差异。WHO 推荐成年人每日至少要摄入 25g 膳食纤维。依据《中国居民膳食营养素参考摄入量(2023 版)》建议,为保证居民健康,应保证成年人每日摄入400~500 g 蔬菜水果,膳食纤维的参考摄入量为20~30 g/d。儿童的膳食纤维摄入量可以相对于成人减半,青少年逐步增加至成年人推荐摄入水平;而婴幼儿的消化系统发育尚未完全,唾液分泌少、牙齿少、咀嚼能力差,2 岁以前不建议吃高纤维食品(表3-7)。

表 3-7　膳食纤维素的参考摄入量

(单位:g/d)

| 年龄段 | 参考摄入量 | 年龄段 | 参考摄入量 |
| --- | --- | --- | --- |
| 1 岁以下 | — | 15 岁以上 | 25~30 |
| 1~4 岁 | 5~10 | 孕早期 | 25~30 |
| 4~7 岁 | 10~15 | 孕中期 | + 4 |
| 7~12 岁 | 15~20 | 孕晚期 | + 4 |
| 12~15 岁 | 20~25 | 哺乳期 | + 4 |

## 保护血管健康的机制

### 1. 调节胆固醇

可溶性膳食纤维在体内会吸水形成黏性胶体,它可以降低肠道对脂肪和胆固醇的吸收。当胆汁中的胆固醇与膳食纤维结合后,会以粪便的形式排出体外,从而减少了体内胆固醇的含量。体内胆固醇减少后,肝脏会从血液中提取更多的 LDL-C 促进胆汁分泌和循环,降低血液中的低密度脂蛋白胆固醇的含量。因此,适量摄入可溶性膳食纤维,可以帮助降低血液中的 LDL-C 含量,从而降低心血管疾病的风险。

### 2. 调节血糖

研究表明,增加膳食纤维的摄入量可以帮助降低患 2 型糖尿病的风险。膳食纤维特别是可溶性膳食纤维能够增加胃内容物黏度,减慢食物在肠道中的移动速度,从而减慢食物中糖分的吸收速度。高黏度也减缓了胃排空过程,降低了淀粉消化(以及相关的单糖和双糖的产生)的速率,导致葡萄糖吸收的延迟,有助于稳定血糖水平。此外,膳食纤维的摄入也可以增强饱腹感,防止过度饮食,从而帮助控制体重,进一步降低 2 型糖尿病的风险。

**3. 调节血压**

膳食纤维可以通过肠菌和短链脂肪酸,直接影响血压和心血管健康。

**4. 改善肠道菌群**

越来越多的研究数据表明了肠道微生物菌群与心血管疾病之间的重要关联。研究发现,冠心病患者肠道内的肠杆菌科、链球菌属丰度显著高于健康人群,心力衰竭患者同样存在肠道菌群紊乱,表现为菌群多样性、丰度下降,具有短链脂肪酸产生潜力的共生菌丰度降低。而膳食纤维已被证明在改善肠道菌群方面具有显著效果。一项动物实验发现,膳食纤维在肠道菌群作用下产生的一种短链脂肪酸——丙酸盐,能够抵御高血压带来的健康危害,包括动脉粥样硬化和心脏组织重构,从而改善心血管健康。

## 参考文献

［1］　中国营养学会.中国居民膳食营养素参考摄入量(2023 版)［M］.北京:人民卫生出版社,2023.

［2］　Slavin J L, Martini M C, Jacob D R. et al. Plausible mechanisms for the protectiveness of whole grains［J］. Am J Clin Nutr,1999,70(3 Suppl):459s-463s.

［3］　Lancaster S M, Lee-Mcmullen B, Abbott C W, et al. Global, distinctive, and personal changes in molecular and microbial profiles by specific fibers in humans［J］. Cell Host Microbe,2022,30(6):848-862. e847.

［4］　Wood P. Cereal β-glucans in diet and health［J］. Journal of Cereal Science,2007,46:230-238.

［5］　Garcia A L, Otto B, Reich S C, et al. Arabinoxylan consumption decreases postprandial serum glucose, serum insulin and plasma total ghrelin response in subjects with impaired glucose tolerance［J］. Eur J Clin Nutr,2007,61(3):334-341.

［6］　Kaye D M, Shihata W A, Jama H A, et al. Deficiency of prebiotic fiber and insufficient signaling through gut metabolite-sensing receptors leads to cardiovascular disease［J］. Circulation,2020,141(17): 1393-1403.

# 3.7　水

水是生命之源,对于维持生命和发挥正常的生理功能至关重要。就人类生存需要的七大类营养素来说,水是其中最主要的营养素(图 3-4)。水是由两个氢原子和一个氧原子构成的,化学式为 $H_2O$,相对分子量为 18。常温常压下,水无色无味,呈流动状液体。在一定的温度和压力条件下,水可以在固态、液态、气态三相中发生转换。日常情况下,人体每日水摄入量与排出量处于动态平衡之中,水能够被胃肠道吸收,成为血液或淋巴液的主要组成成分,通过循环系统运至全身,用以传递营养物质、代谢废物和内分泌物质(如激素)等。

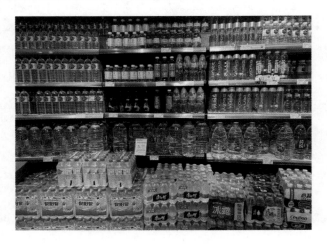

图 3-4 水

水是人体保持细胞形态和参与体液运输的重要介质,水分子在细胞内外的自由渗透可以维持机体内细胞内外液的渗透压平衡,此外,水为机体内各种细胞提供适宜生长环境,为生化过程提供适宜的反应场所,构成人体的内环境。人体内含量最多的物质就是水,一个成人体重的 60%~70% 都是水,各组织器官中水的含量有所不同,血液中含水量最多,脂肪组织中含水量最少(表 3-9)。

表 3-9 各组织器官的含水量(以重量计)

| 组织器官 | 含水量 | 组织器官 | 含水量 |
| --- | --- | --- | --- |
| 血液 | 83.0% | 脑 | 74.8% |
| 肾 | 82.7% | 肠 | 74.5% |
| 心 | 79.2% | 皮肤 | 72.0% |
| 肺 | 79.0% | 肝 | 68.3% |
| 脾 | 75.8% | 骨骼 | 22.0% |
| 肌肉 | 75.6% | 脂肪组织 | 10.0% |

水在机体内主要以自由水和结合水两种形式存在,自由水可以自由流动,是细胞内的良好溶剂,也是细胞进行生物化学反应所需的媒介,帮助维持细胞内稳定的渗透压,维持细胞的形状和结构,作为良好的导热体,能够调节细胞内的温度。结合水则与细胞内的其他组分(如蛋白质、多糖等)形成水合离子,不能自由流动,通过影响细胞内的化学反应速率和催化活性,调节细胞内的离子平衡和养分转运,参与到细胞生长、细胞分裂和细胞凋亡等生命过程中。在一定条件下,两者之间能够相互转化,其比例是细胞代谢和生命活动能力的调节因素之一。

积极补充水分有助于维护身体健康。人体脱水时会导致身体正常的生理功能受到影响。轻微的脱水可能导致口渴、头痛、疲劳和注意力不集中。严重的脱水则可能导致生命危险的状况,如热射病、脑水肿等。水还与消化系统疾病、肝肾疾病的发生存在联系。充足的水分摄入可以软化粪便,促进肠道蠕动以及增加代谢,促进有害物质的排出。此外,水对维护心血管系统健康也有重要影响。适量饮水有助于维持正常的血压水平,减少心脏负担。

## 水的参考摄入量

根据《中国居民膳食营养素参考摄入量(2023版)》建议,成人每日推荐饮水量为 1.5~1.7 L。由于个体对于水的需求量受到代谢、年龄、性别、生理病理状况、居住环境以及饮食习惯等不同而有所差异,每个人实际需要的饮水量还要根据环境温度、自身活动强度等具体情况来定,尽量不少于 1.5 L。此外,饮水量除了通过白水、茶水及饮料的补充外,还包括蔬菜水果中所摄入的水分。

## 保护血管健康的机制

### 1. 调节血压

水占据了血液的大部分体积,有利于调节血压、维持血压稳定。当身体缺水时,为了维持血液量,肾脏会减少尿液的排泄,这会导致血压上升。原发性高血压即是因为身体水量不足而进行自我调整的结果。因此,保持充足的水分摄入有助于维持正常的血压水平。

### 2．保护心脏

血清钠是一种衡量体内水分的精准测量方法，通常认为，血清钠和水合作用的变化取决于每日饮水量。当我们的饮水量减少时，血清钠的浓度可能会增加，此外还会导致血浆容量减少，进而引起抗利尿激素（ADH）释放以及肾素-血管紧张素系统激活，这是心衰发病机制的重要因素。研究表明保持良好的水合作用可以降低左心室肥厚和心力衰竭的发生风险。

### 3．维持血管内皮功能

血管内皮细胞负责调节血管的舒缩，维持血管的张力和血流速度。水通过维持细胞的功能和水分平衡，有助于保持血管内皮的完整性。

### 4．稀释血液、排泄废物

当血液中的固态物质（血细胞）增加和血液中的液体物质（蛋白质、脂肪、糖分）含量增加时，可致血液黏稠度增加。血脂高或血脂和血液黏稠度升高是增加心脑血管疾病的危险因素。充足的水分摄入可以帮助稀释血液，减少血液过于浓缩导致的各种健康问题。通过汗水和尿液排出体内的废物和毒素，能够维持血管内清洁。

### 5．运输营养物质和氧气

水是营养物质和氧气在体内传输的介质。它帮助将这些生命必需物质输送到身体的各个细胞，同时也帮助将代谢废物从细胞带出。

## 参考文献

［1］ 中国营养学会.中国居民膳食营养素参考摄入量（2023版）［M］.北京：人民卫生出版社，2023.

［2］ Dmitrieva N I，Liu D，Wu C O，et al. Middle age serum sodium levels in the upper part of normal range and risk of heart failure［J］. Eur Heart J，2022，43（35）：3335-3348.

# 第4章 特殊膳食成分与血管健康

## 4.1 酸　　类

### 4.1.1 叶酸

叶酸是由蝶啶、对氨基苯甲酸和谷氨酸 3 种成分结合而成的，其结构式如图 4-1 所示。叶酸属于维生素 $B_9$。叶酸最初分离于肝脏，后因发现其在绿叶植物中含量十分丰富，故被命名为叶酸。它是黄色结晶状粉末，无味无臭，其钠盐易溶于水，不溶于醇和乙醚及其他有机溶剂，不溶于冷水但稍溶于热水。在酸性溶液中不稳定，易被光破坏。人类肠道中的细菌能合成叶酸，故一般不易缺乏；但当发生吸收不良、代谢失常或长期使用肠道抑菌药物时，则可造成叶酸缺乏。日常饮食中缺乏叶酸会增加心血管疾病的发病危险性。

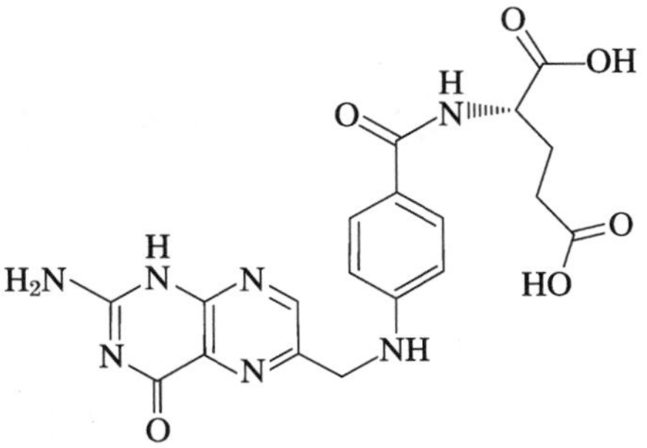

图 4-1　叶酸的结构式

叶酸参与许多生物合成过程,例如氨基酸、DNA、RNA 等的合成以及氨基酸间的相互转化。叶酸参与骨髓制造红细胞的过程,充足的叶酸含量维持了人体红细胞的正常水平。此外,叶酸对于胎儿内脏器官、脑部功能、骨骼皮肤等的正常发育起着重要作用。

## 叶酸的主要食物来源

叶酸广泛分布于动植物性食品中,含量丰富的有:动物内脏、蛋、鱼、大米、豆类、蔬菜、柑橘、草莓等食品(具体含量参考表 4-1)。

**表 4-1　常见代表性食物及其叶酸含量**

(单位:μg/100 g 可食部分)

| 食物名称 | 叶酸含量 | 食物名称 | 叶酸含量 |
|---|---|---|---|
| 猪肝 | 236.4 | 红苋菜 | 330.6 |
| 鸡蛋 | 75 | 小白菜 | 115.7 |
| 带鱼 | 2 | 番茄 | 132.1 |
| 大米 | 32.7 | 竹笋 | 95.8 |
| 豇豆 | 66 | 辣椒 | 69.4 |
| 豌豆 | 82.6 | 柑橘 | 52.9 |
| 黄豆 | 381.2 | 草莓 | 33.3 |
| 菠菜 | 347 | 梨 | 8.8 |

## 膳食叶酸参考摄入量

叶酸的参考摄入量按膳食叶酸当量(DFE)计算。18 岁以上成人每日摄入叶酸含量维持在 320 μg DFE,即能保证储备适量叶酸;孕妇每日叶酸总摄入量应大于 350 μg;婴儿的安全摄入量按每千克体重计与成人相似,每日 3.6 μg/kg 即可满足生长与正常血象的需要(参考表 4-2)。过量摄入天然叶酸未发现不良反应。

表 4-2 膳食叶酸参考摄入量

（单位：$\mu g$ DFE/d）

| 年龄 | 参考摄入量 | 年龄 | 参考摄入量 |
|---|---|---|---|
| 0 岁～ | — | 75 岁～ | 320 |
| 1 岁～ | 130 | 孕早期 | 520 |
| 4 岁～ | 160 | 孕中期 | 520 |
| 7 岁～ | 200 | 孕晚期 | 520 |
| 12 岁～ | 310 | 哺乳期 | 450 |
| 18 岁～ | 320 | | |

## 保护血管健康的机制

### 1. 提高一氧化氮（NO）水平

NO 在心血管系统方面具有重要的调节作用。人体血管壁发生破裂后能引发凝血功能的启动，大量血小板在破裂处聚集导致局部血栓。NO 具有抗凝血作用，抑制血栓的形成，保证了血管壁的洁净和心脏泵血的通畅。另外，NO 能够松弛血管内皮细胞平滑肌，进而达到血管扩张降低血压的效果。

摄入的叶酸主要在小肠被吸收，并在肝脏内转化为具有生物活性的代谢物 L-甲基叶酸盐（5-MTHF）。后者能稳定内皮型一氧化氮合物（eNOS）。eNOS 催化 NO 的产生，因此 eNOS 的稳定能够保证 NO 的平衡，进而降低血管病变、动脉粥样硬化等心血管疾病的发生风险。

### 2. 降低血浆同型半胱氨酸（Hcy）水平

Hcy 对心血管健康起着负面作用。Hcy 可直接或间接地损伤血管内皮细胞、刺激血管平滑肌细胞的增殖、促进血栓形成、参与血管重塑等，增加了动脉粥样硬化等心血管疾病发生的危险性。

叶酸参与 Hcy 代谢过程，缺乏时会导致血浆 Hcy 代谢阻碍，进而在体内大量蓄积。而叶酸的活性代谢产物 5-MTHF 能降低 Hcy 的含量，故理论上补充叶酸能下调 Hcy 水平，对血管健康起着积极作用，并一定程度上预防和降低心血管事件的发生。

### 3. 抗氧化应激

人体代谢既会产生自由基,也会产生拮抗自由基的抗氧化剂,两者的水平在正常情况下处于平衡状态。当这一平衡状态被打破,体内氧化应激水平升高,eNOS稳定性被干扰,进一步引起血管内皮功能的障碍。

叶酸的活性代谢产物 5-MTHF 作为抗氧化剂,能够清除体内可能会破坏eNOS 稳定性或是能与 NO 反应生成过氧亚硝酸盐的活性氧,实现对血管的间接保护。此外,叶酸还能清除部分羟自由基和超氧阴离子自由基,达到对氧化应激状态的改善。

## 临床证据

(1) 在一项双盲、随机对照试验中,18 名健康男性志愿者被随机分配服用 10 mg/d 的叶酸或安慰剂,与此同时所有志愿者均接受 0.6 mg/h 连续透皮的硝酸甘油,后者能导致 NO 合成障碍进而影响血管内皮功能的发挥。在持续服用叶酸一周后,试验结果表明叶酸服用组能预防硝酸甘油不耐受以及硝酸甘油诱导的血管内皮功能障碍。

(2) 在一项随机对照的交叉研究中,52 名冠状动脉患者接受 5 mg/d 叶酸并持续服用了 6 周,结果显示叶酸服用患者同型半胱氨酸水平降低、血流介导的血管扩张得到改善、内皮超氧化物水平下降,表明叶酸对于冠状动脉的治疗具有一定程度的积极作用。

(3) 在我国一项脑卒中一级预防研究中,20702 名高血压患者被随机分配服用依那普利或依那普利-叶酸,结果表明依那普利-叶酸联合治疗组相比于单独服用依那普利显著降低了首发卒中的概率,证实了我国高血压患者降压治疗中补充叶酸具有更佳的卒中预防效果。

## 参考文献

[1] Dmitrieva N I, Liu D, Wu C D, et al. Middle age serum sodium levels in the upper part of normal range and risk of heart failure[J]. Eur Heart J, 2022, 43(35): 3335-3348.

[2] 中国临床合理补充叶酸多学科专家共识[J]. 中国医学前沿杂志(电子版),2020,12(11):

19-37.

［3］ Stanhewicz A E，Kenney W L. Role of folic acid in nitric oxide bioavailability and vascular endothelial function［J］. Nutr Rev,2017,75(1):61-70.

［4］ Gori T，Burstein J M，Ahmed S，et al. Folic acid prevents nitroglycerin-induced nitric oxide synthase dysfunction and nitrate tolerance：a human in vivo study［J］. Circulation，2001,104(10):1119-1123.

［5］ Doshi S N，McDowell I F，Moat S J，et al. Folate improves endothelial function in coronary artery disease：an effect mediated by reduction of intracellular superoxide？［J］. Arterioscler Thromb Vasc Biol,2001,21(7):1196-1202.

［6］ Huo Y，Li J，Qin X，et al. Efficacy of folic acid therapy in primary prevention of stroke among adults with hypertension in China：the CSPPT randomized clinical trial［J］. Jama，2015,313(13):1325-1335.

## 4.1.2 烟酸

烟酸属于氮杂环吡啶的衍生物,其结构式如图 4-2 所示。烟酸又称维生素 $B_3$,是白色针状结晶,无气味微有酸味,易溶于沸水和沸醇,不溶于醚和脂类溶剂。烟酸性质稳定,故经过加工烹饪后损失很小,但由于烟酸是水溶性维生素,在洗涤时会随水流失。人体自身能合成烟酸但合成率极低,故仍需从食物中获得。在动物性食品如家禽、牛肉和鱼类中,烟酸以高生物利用度的辅酶形式存在;在植物性食物如坚果、豆类和谷物中,以烟酸形式存在。

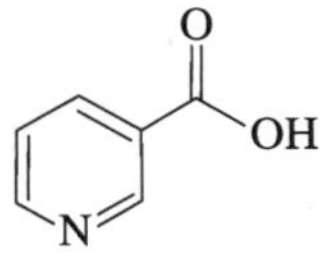

图 4-2 烟酸的结构式

烟酸在人体内转变为活性代谢形式,参与人体内物质能量代谢,维持神经系统功能,对帕金森病、阿尔茨海默病等神经性疾病有预防作用。此外烟酸具有调节血脂、胆固醇水平和较强的扩血管作用,在血管健康方面起着重要作用。

## 烟酸的主要食物来源

烟酸广泛分布于动植物性食品中，含量丰富的有：动物内脏、鸡、鱼、牛、羊、花生、黄豆、荞麦、小米等食品。蔬菜、水果、蛋、奶中含量较低（具体含量参考表4-3）。

**表4-3　常见代表性食物及其烟酸含量**

（单位：mg/100 g 可食部分）

| 食物名称 | 烟酸含量 | 食物名称 | 烟酸含量 |
|---|---|---|---|
| 羊肝 | 22.10 | 香菇（干） | 20.5 |
| 猪肝 | 10.60 | 荞麦 | 7.0 |
| 牛心 | 6.80 | 小米 | 4.7 |
| 牛肉干 | 15.2 | 花生仁 | 17.9 |
| 鸡胸肉 | 13.7 | 杏仁 | 3.4 |
| 鲤鱼 | 2.8 | 苋菜 | 1.1 |
| 绿豆 | 4.1 | 马铃薯 | 1.1 |
| 口蘑 | 44.3 | 荔枝 | 1.1 |

## 膳食烟酸参考摄入量

膳食烟酸的参考摄入量按烟酸当量（NE）计算。成年女性每日摄入膳食烟酸含量维持在 10 mg NE，成年男性为 12 mg NE，不同年龄段的烟酸推荐摄入量具体参考表4-4。烟酸摄入不足会引起糙皮病，严重缺乏时引起皮炎、腹泻及痴呆等。摄入过量会导致面色潮红、头晕眼花、皮肤瘙痒等。

**表 4-4 膳食烟酸参考摄入量**

（单位：mg NE/d）

| 年龄 | 参考摄入量 | | 年龄 | 参考摄入量 | |
|------|------|------|------|------|------|
| | 男性 | 女性 | | 男性 | 女性 |
| 0 岁～ | — | — | 75 岁～ | 12 | 10 |
| 1 岁～ | 5 | 4 | 孕早期 | — | 10 |
| 4 岁～ | 6 | 5 | 孕中期 | — | 10 |
| 7 岁～ | 7 | 6 | 孕晚期 | — | 10 |
| 12 岁～ | 11 | 10 | 哺乳期 | — | 13 |
| 18 岁～ | 12 | 10 | | | |

摄入不足：可引起全身性疾病称为糙皮病或癞皮病，严重的烟酸缺乏症可出现典型的"3D"症状，即皮炎（Dermatitis）、腹泻（Diarrhea）和痴呆（Dementia）。由于维生素 $B_2$ 作为辅酶参与细胞内色氨酸转化为烟酸的过程，因此当烟酸缺乏时，常与维生素 $B_2$ 缺乏同时存在。

摄入过量：口服 30～50 mg 烟酸可引起血管舒张，导致颜面潮红、头晕眼花、皮肤瘙痒等。大量服用烟酸（3 g/d）常伴有非特异性胃肠道反映，如消化不良、腹泻等。

## 保护血管健康的机制

**1. 改善胆固醇水平**

HDL-C、LDL-C 的含量与心血管健康状态密切相关。其中，HDL-C 能将血管中的血脂运输至肝脏，一定程度上防止了心血管疾病的发生。相反，LDL-C 将肝脏中的血脂运回至血管中，诱导心血管疾病的发生。

烟酸具有强效的提高 HDL-C 水平的作用，并且能降低 LDL-C 和甘油三酯等脂类的水平，降低血液的黏度和心血管风险，改善心血管健康。

### 2. 抗氧化应激与抗炎

炎症小体如 NLRP3 是机体抵抗外来病原体和消除内在危险因子刺激的重要免疫屏障,它的异常活化能诱发机体炎症反应,进而参与心血管疾病的发展。此外,细胞的氧化还原状态在正常情况下是平衡的,平衡一旦打破会导致氧化应激的上调,最终诱发炎症。

烟酸能抑制 NLRP3 炎症小体的活化,抑制血管炎症。烟酸也能增加血管内皮细胞氧化还原状态,抑制氧化应激和血管炎症基因的表达,最终减缓动脉粥样硬化的形成,起到保护血管的作用。

## 临床证据

(1) 在一项国际性合作临床研究项目中,25 673 名伴有血管疾病的成年受试者被随机分配服用 2 g/d 的缓释烟酸与 40 mg/d 拉罗匹仑或安慰剂。试验结果表明烟酸能升高 HDL-C 水平,但并不能在他汀类药物治疗的基础上降低动脉粥样硬化高危人群的心血管事件发生风险,且不良反应发生率升高。故不建议烟酸用于心血管事件的一级、二级预防。

(2) 在一项随机对照试验的荟萃分析中,9 013 名受试者被随机分配至烟酸组和安慰剂组。结果表明,烟酸组的 5 362 名受试者接受缓释烟酸后脂蛋白 a(含量的升高作为动脉粥样硬化性心血管疾病的独立危险因素)含量显著下降,心血管疾病和慢性心脏疾病的发生率同样显著降低。

## 参考文献

[1] Boden W E, Sidhu M S, Toth P P, et al. The therapeutic role of niacin in dyslipidemia management[J]. J Cardiovasc Pharmacol Ther,2014,19(2):141-158.

[2] Kamanna V S, Kashyap M L. Mechanism of action of niacin[J]. Am J Cardiol,2008,101 (8a):20b-26b.

[3] Landray M J, Haynes R, Hopewell J C, et al. Effects of extended-release niacin with laropiprant in high-risk patients[J]. N Engl J Med,2014,371(3):203-212.

[4] Lavigne P M, Karas R H. The current state of niacin in cardiovascular disease prevention: a systematic review and meta-regression[J]. J Am Coll Cardiol,2013,61(4):440-446.

# 4.2 脂肪酸类

## 4.2.1 DHA

DHA,中文名为二十二碳六烯酸,是人体所必需的一种多不饱和脂肪酸。其分子式为 $C_{22}H_{32}O_2$,是一种含有 22 个碳原子和 6 个双键的直链脂肪酸,结构式如图 4-3 所示。作为鱼油中的主要成分之一,DHA 能够促进神经系统细胞生长并维持其功能,是大脑及视网膜系统的重要构成成分。动物的甘油磷脂中含有不等量的 DHA,在体内代谢过程中可由 α-亚麻酸生成,但生成量较低,主要通过食物补充。食物中丰富的来源包括海鱼(如三文鱼、鳕鱼、沙丁鱼、鲑鱼等)、海藻和藻类油。此外,一些营养补充剂中也含有 DHA。但大部分人的饮食习惯中并没有充足的海水鱼肉。世界卫生组织(WHO)推荐成人 DHA+EPA 摄入量为 500 mg/d。

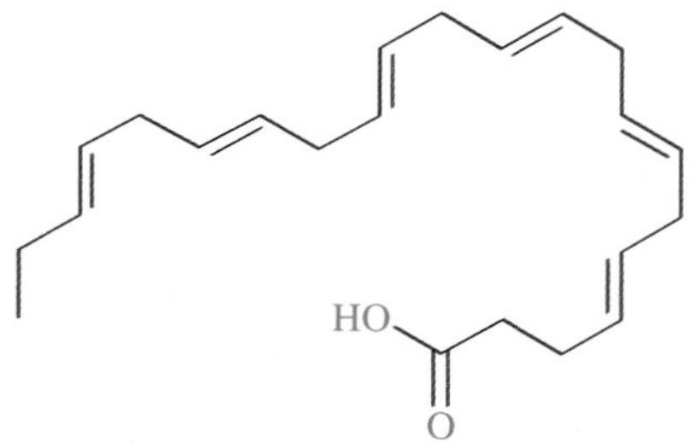

**图 4-3 DHA 的结构式**

DHA 的存在形式直接影响其吸收利用率、生物学效率和功能,其中甲酯型和乙酯型 DHA 在体内通过被动扩散的方式吸收,吸收率约 20%,甘油三酯型 DHA 的吸收率约 50%,卵黄磷脂 DHA 吸收率接近 100%。科学研究表明:磷脂型 DHA 的吸收率是甘油三酯型 DHA 的近 2 倍。因此,摄入磷脂型 DHA 来源效率最高。除了健脑明目外,DHA 具有降低血液中甘油三酯含量、抗心律失常及抗炎等特性。对保护血管健康发挥着重要作用。

## DHA 的分类

DHA 按来源分类，主要分为藻油 DHA 和鱼油 DHA，区别见表 4-5。

表 4-5　DHA 的分类及区别

| 类别 | 藻油 DHA | 鱼油 DHA |
|---|---|---|
| 来源 | 来源于微藻如裂殖壶藻，未经食物链传递，天然植物源的 DHA | 鱼类通过食用富含 DHA 的微藻而积累 DHA，经食物链传递，鱼类动物源 DHA |
| 鱼腥味 | 不含鱼腥味 | 因含有三甲胺，有较重的鱼腥味 |
| DHA/EPA 含量 | 几乎不含 EPA，DHA：EPA 可做到大于 20：1 | 含有较高 EPA，EPA 降低婴幼儿对花生四烯酸的吸收量，从而阻碍新生儿的生长发育 |
| 重金属风险 | 从海洋藻类筛选纯化得到的优质藻种，可以避免外界污染的机会，是纯天然、安全的植物性 DHA | 鱼类存在重金属风险，且一些重金属在体内停留半衰期较长 |

## DHA 的主要食物来源

DHA 可通过鱼类食物进行补充（具体含量见表 4-6），但是所需补充的量较大，同时可能存在重金属的风险，另外在体内的转化率比较低，因此通常建议通过直接添加有 DHA 的食品进行补充。

表 4-6　DHA 的主要食物来源

| 鱼的品种 | | DHA 含量（mg/100 g） | 获取 100 mg DHA 所需鱼重量（g） |
|---|---|---|---|
| 淡水鱼 | 鲮鱼 | 109.5 | 93.1 |
| | 罗非鱼（非洲鲫鱼） | 105.6 | 94.7 |
| | 鳙鱼（胖头鱼） | 63 | 158.7 |
| | 武昌鱼 | 52.8 | 189.4 |

续表

| 鱼的品种 | | DHA 含量<br>（mg/100 g） | 获取 100 mg DHA<br>所需鱼重量（g） |
|---|---|---|---|
| 淡水鱼 | 泥鳅 | 40.6 | 246.3 |
| | 青鱼 | 41.8 | 239.2 |
| | 草鱼 | 21.6 | 463 |
| | 鲫鱼 | 20.9 | 478.5 |
| | 鲤鱼 | 14.5 | 689.7 |
| | 黄鳝 | 8 | 1250 |
| 海鱼 | 凤尾鱼 | 690 | 14.5 |
| | 红娘鱼 | 406 | 24.6 |
| | 黄鱼(小黄花鱼) | 235.2 | 42.5 |
| | 鲷鱼 | 207.5 | 48.2 |
| | 带鱼 | 180.2 | 55.5 |
| | 海鲈鱼 | 98.4 | 101.6 |
| | 黄鱼(大黄花鱼) | 91.8 | 108.9 |
| | 沙丁鱼 | 99 | 101 |
| | 鲅鱼(马鲛鱼) | 57.2 | 174.8 |
| | 鳕鱼 | 40.8 | 245.1 |
| 其他 | 墨鱼 | 148.8 | 67.2 |
| | 基围虾 | 102 | 98 |
| | 螃蟹 | 59.2 | 168.9 |
| | 牡蛎 | 57 | 175.4 |

## 保护血管健康的机制

### 1. 调节血脂

DHA 能够抑制肝脏的甘油三酯（TG）合成，并促进 TG 的分解，降低血浆中 TG 含量；高密度脂蛋白具有清除体内过多胆固醇的作用，维护血管的健康。DHA 可以增加高密度脂蛋白的合成和释放，促进胆固醇从组织和细胞中向肝脏的逆转运，从而提高血浆中的高密度脂蛋白水平；低密度脂蛋白是形成动脉粥样硬化的主要致病因素之一，DHA可以抑制低密度脂蛋白的合成和释放，减少胆固醇的转运和沉积，从而降低血浆中的低密度脂蛋白水平，有助于预防动脉粥样硬化等心脑血管疾病。

### 2. 抗血小板聚集

DHA可以抑制血小板的聚集和黏附，降低促凝血活性、减少血栓素$A_2$（$TXA_2$）形成，从而减少血栓的形成，保护血管通畅。实验结果表明DHA及其氧化脂肪酸可能通过抑制胶原信号调节血小板活性。并且膳食中补充的DHA也能够减弱血小板聚集，证明其对血管有保护作用。

### 3. 抑制氧化应激及炎症

炎症是人体对损伤或者感染的自然反应，是机体试图修复损伤和清除病原体的过程。炎症反应中，白细胞和其他免疫细胞会聚集到损伤部位，释放各种炎症因子和化学介质引起血管内皮细胞的损伤，进一步加剧炎症反应。同时，内皮细胞的损伤会导致血管的通透性增加，促进炎症细胞的渗出和聚集。DHA可以抑制炎症因子的表达和活性，如超敏C反应蛋白、白介素-6等，从而减轻炎症反应，降低炎症对血管的损伤。同时，DHA可以清除自由基，调节氧化应激来抑制炎症达到保护血管内皮细胞的作用，维持血管弹性。

## 参考文献

［1］ Anil E. The impact of EPA and DHA on blood lipids and lipoprotein metabolism：influence of apoE genotype［J］. Proc Nutr Soc，2007，66（1）：60-68.

［2］ Yamaguchi A，Stanger L，Freedman C J，et al. DHA 12-LOX-derived oxylipins regulate platelet activation and thrombus formation through a PKA－dependent signaling pathway［J］. J Thromb Haemost 2021，19（3）：839-851.

［3］ Zhang Y，Lin L，Sun D，et al. DHA protects against monosodium urate-induced inflammation through modulation of oxidative stress［J］. Food Funct，2019，10（7）：4010-4021.

## 4.2.2　EPA

EPA即二十碳五烯酸，结构式如图4-4所示。和DHA一样，EPA是鱼油的主要成分之一。EPA与DHA同属于$\omega$-3系列多不饱和脂肪酸，是$\omega$-3长链多不饱

和脂肪 α-亚麻酸的代谢产物,是人体成长发育不可缺少的营养素。虽然亚麻酸可以在体内转化为 EPA,但转化较慢且含量不足以维持人体正常需求。EPA 可以从富含 EPA 的食物中获取,包括富含 ω-3 的鱼类(如鲑鱼、鳕鱼、金枪鱼等)及鱼油。

EPA 在人体内具有多种健康益处。它被认为有助于改善情绪、记忆和认知功能,对大脑和神经系统的发育和功能非常重要。此外,EPA 还具有抗炎作用,能够减轻关节炎、自身免疫疾病等炎症性疾病的症状,并有助于降低血液中的甘油三酯和胆固醇含量,促进体内饱和脂肪酸代谢,降低血液黏稠度,减少心血管疾病的风险。

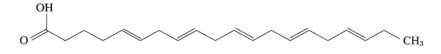

**图 4-4　EPA 的结构式**

## EPA 的主要食物来源

与 DHA 一样,EPA 多存在于鱼类及鱼油中。淡水鱼类中也只有极少数体内含有微量的 EPA 和 DHA;海水鱼类及甲壳类海产动物,尤其是生活在深冷海域中的海洋鱼类体内,含有较丰富的 EPA 和 DHA;鲑鱼、金枪鱼是其中 EPA 和 DHA 含量相对比较高的鱼类。根据来源不同,深海油中 DHA 和 EPA 也会有所区别,一般有鱼油、金枪鱼油和海藻油等区别(表 4-7)。

**表 4-7　鱼油、金枪鱼油及海藻油中 DHA 和 EPA 的区别**

|  | 鱼　油 | 金枪鱼油 | 海藻油 |
|---|---|---|---|
| 来源 | 来源于海洋鱼类的脂肪 | 提取自深海金枪鱼的肌肉 | 源自深海海藻或人工养殖藻类 |
| 成分 | 富含 DHA 和 EPA | 含丰富的 DHA、EPA,有少量的维生素 E,其中 DHA∶EPA 约为 5∶1 | 含有丰富 DHA,无 EPA 或含量极低 |
| 适用性 | 适用于血脂偏高人群,多用于老年人补充,性价比高 | 比较大众化,适合于孕妇、产妇、婴幼儿、儿童及老年人 | 不含鱼腥味,适合于孕妇、产妇、婴幼儿、儿童和老年人 |

续表

| | 鱼　油 | 金枪鱼油 | 海藻油 |
|---|---|---|---|
| 注意事项 | 1. 深海鱼油作为鱼类的提取物,适合多种人群食用,但有出血倾向或凝血机制有问题的人群、对鱼类过敏人群、有出血性心血管疾病的人群不建议食用鱼油,也不建议与阿司匹林、华法林等抗凝血药物同服。<br>2. 鱼油不建议与钙片一起食用,会产生皂化反应,效果降低。 | | |

目前国际上公认,EPA 和 DHA 具有明显降低血脂、促进大脑神经系统发育及保护血管等作用,但 EPA 主要用于调节血脂、甘油三酯,DHA 则主要作用于大脑。

## 保护血管健康的机制

### 1. 抗血栓形成

EPA 是二十碳五烯酸,与花生四烯酸(二十碳四烯酸)结构非常相似,二者在细胞膜磷脂中有着竞争性关系且有着共同的代谢通路,但两者代谢产物有差异。在血小板内花生四烯酸的产物为 $TXA_2$,其具有较强的促栓作用,而 EPA 在血小板内的产物为 $TXA_3$,与 $TXA_2$ 不同,$TXA_3$ 没有促栓活性,这是 EPA 产生抗栓作用的基础。服用大剂量 EPA 之后,细胞膜磷脂中的花生四烯酸可被 EPA 取代,血小板内具有促栓作用的 $TXA_2$ 浓度显著降低,使 EPA 表现出较强的抗血小板作用,从而预防血栓形成,有助于减少血液循环阻力,保护血管功能。

### 2. 抗炎作用

炎症反应常常会损害血管内皮系统,导致血管疾病的发生。EPA 可以代谢为 5-系列白三烯(B5、C5 和 D6),发挥多种抗炎作用,并抑制炎症介质如 TNF-α、IL-1β 的产生,降低血管壁的炎症水平。

### 3. 抗氧化作用

氧化应激是血管内皮损伤的重要原因之一,而血管内皮损伤又会加重氧化应激反应,形成恶性循环。血管内皮损伤会导致血管通透性增加,促进白细胞黏附和聚集,并激活凝血系统,诱发动脉粥样硬化等血管疾病。EPA 能够猝灭与细胞膜和脂蛋白相关的活性氧的能力,嵌入脂质颗粒或膜后,与 EPA 相关的多个双键促进了抑制自由基传播的电子稳定机制从而达到抗氧化效果。

### 4. 降脂作用

EPA可以降低胆固醇的合成,增加胆固醇的排泄,改变脂蛋白中脂肪酸的组成并增加其流动性,降低血清中的甘油三酯,减少人单核细胞产生血小板活性因子。EPA可以降低LDL凝血酶的产生,并预防动脉粥样硬化。

## 参考文献

[1] Sheikh O, Hei A G V, Battisha A, et al. Cardiovascular, electrophysiologic, and hematologic effects of omega-3 fatty acids beyond reducing hypertriglyceridemia: as it pertains to the recently published REDUCE-IT trial[J]. Cardiovasc Diabetol,2019,18(1):84.

[2] Mickleborough T D, Tecklenburg S L, Montgomery G S, et al. Eicosapentaenoic acid is more effective than docosahexaenoic acid in inhibiting proinflammatory mediator production and transcription from LPS-induced human asthmatic alveolar macrophage cells[J]. Clin Nutr,2009,28(1):71-77.

[3] Preston Mason R. New Insights into Mechanisms of Action for Omega-3 Fatty Acids in Atherothrombotic Cardiovascular Disease[J]. Curr Atheroscler Rep,2019,21(1):2.

# 4.3 酰 胺 类

## 胡椒碱

胡椒碱,为胡椒科植物的成分之一,在食品业中用作辛辣味原料,既可以用作白兰地添加剂,也可用作杀虫剂,它还是中国治疗癫痫验方(白胡椒和萝卜)中的主要抗惊厥成分。胡椒碱具有氢键接受体、疏水中心和芳环中心等特征单元,均可与受体结合,发挥不同的药效,其结构式如图4-5所示。胡椒碱是无色单斜棱形晶体,无气味,尝后有灼烧感,易溶于氯仿、乙醇、乙醚,几乎不溶于水和石油醚。胡椒

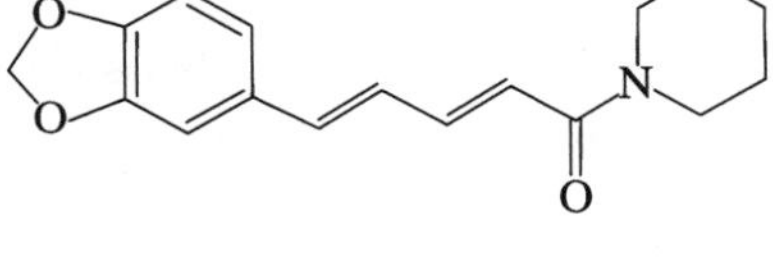

**图4-5 胡椒碱的结构式**

碱性质极不稳定,见光易分解,温度、氧气浓度等均会造成其含量发生变化。

胡椒碱具有许多生物活性作用,例如抗氧化、抗肿瘤、抗炎、调节免疫系统,增强其他药物如尼美舒利的生物利用度,提高治疗指数。胡椒碱本身可作为新药进行研究,基于其不太复杂的化学结构,通过优化其化学空间也能为获得高活性低毒性创新药奠定基础。

## 胡椒碱的耐受量

胡椒碱的安全性较高,高剂量摄入无基因毒性、免疫毒性和诱变毒性,甚至摄入剂量高达正常水平的 20 倍也未显示出任何毒副作用。动物实验显示胡椒碱的半数致死量分别为:静脉注射 15.1 mg/kg,腹腔注射 43 mg/kg,皮下注射 200 mg/kg,灌胃 330 mg/kg,肌内注射 400 mg/kg 体重,如果粗略地按照健康成人 60 kg 来计算,也就是一次性被灌下去大约 20 g 胡椒碱(约等于 200 g 胡椒粉)才可能危及生命。

## 保护血管健康的机制

### 1. 抗炎作用

动脉粥样硬化是一种复杂的心血管疾病,其中炎症反应伴随着血管病变的整个过程,炎症细胞被募集至动脉壁对动脉粥样硬化的发病机理至关重要。例如炎症细胞之一中性粒细胞可通过黏附因子黏附至血管内皮上,进一步诱发炎症。

胡椒碱可抑制各种黏附因子的表达,抑制中性粒细胞对内皮的黏附。此外,胡椒碱还可通过抑制相关酶的活性,阻断巨噬细胞诱导的炎症反应,减缓动脉粥样硬化的发病过程。

### 2. 抑制血管平滑肌细胞增殖与迁移

血管平滑肌细胞是构成血管壁组织的主要细胞成分,血管平滑肌细胞的过度生长是动脉狭窄的病因之一,当血管狭窄到一定程度时,将会增大心脏负荷,阻碍心脏泵血至全身,进而诱发心绞痛、心肌梗死,甚至死亡。

胡椒碱能够通过调节细胞生长诱导细胞周期的停滞,进而减少血管平滑肌细胞的增殖。此外,胡椒碱还可以通过抑制相关酶活性来减少血管平滑肌细胞的迁移，减缓血管病变和心血管疾病的发生，起到保护血管的作用。

### 3. 抗血栓作用

血小板在人体健康上发挥着双刃剑的作用，血小板既能止血，也能导致血栓的形成。血小板会黏附于损伤处，被激活后发生变形肿胀并释放出能促进血液血小板局部黏附的物质。血小板的黏附是可逆的，一旦变得不可逆就成为了血栓的起始点。

胡椒碱能间接抑制血小板的聚集、抑制相关酶活性以及抗血小板活性来减弱血栓的形成。但胡椒碱应用于抵消血栓形成时应考虑是否会导致病人出血风险的增加。

### 参考文献

[1] Wang D，Zhang L，Huang J，et al. Cardiovascular protective effect of black pepper（*Piper nigrum* L.）and its major bioactive constituent piperine[J]. Trends in Food Science & Technology，2021，117：34-45.

[2] Panahi Y，Hosseini M S，Khalili N，et al. Antioxidant and anti-inflammatory effects of curcuminoid-piperine combination in subjects with metabolic syndrome：A randomized controlled trial and an updated meta-analysis[J]. Clin Nutr，2015，34(6)：1101-1108.

[3] Pastor R F，Repetto M G，Lairion F，et al. Supplementation with resveratrol，piperine and alpha-tocopherol decreases chronic inflammation in a cluster of older adults with metabolic syndrome[J]. Nutrients，2020，12(10)：3149.

# 4.4 酚 类

## 4.4.1 花青素与花色苷

花青素作为花色苷的基本母核，取代基的不同可以构成不同的花青素，其结构式如图 4-6 所示。花青素具有光吸收结构，呈现相应的色泽。在植物细胞液泡不同的 pH 条件下，花青素使花瓣呈现五彩缤纷的颜色，例如强酸条件下呈红色，碱性条件下变为蓝紫色。自然状态的花青素都以糖苷形式存在为主。花青素含有极性基团,故易溶于水、甲醇、乙醇、稀碱与稀酸等极性溶剂中。花色苷作为一种色彩鲜艳、安全无毒的天然色素,在多个国家和地区被允许作为食品添加剂。

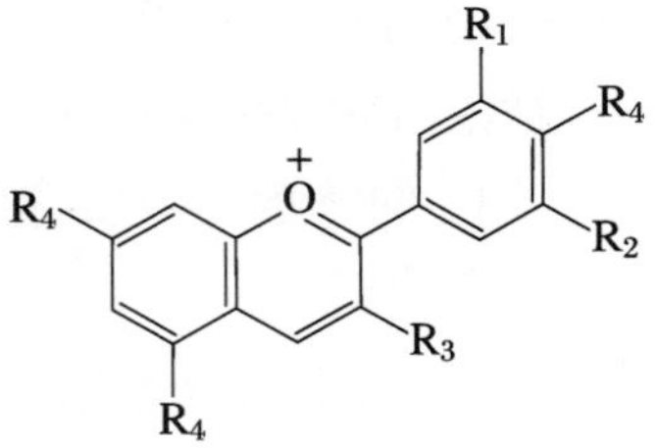

图 4-6　花色苷的结构式

花色苷具有抗氧化、抗炎、抗突变多种生物学作用,例如花色苷上的基团可以自身氧化、释放电子、清除有害的自由基,降低氧化应激。花色苷可以调节胆固醇、脂质的水平以改善血脂紊乱。此外,花色苷对夜间视力、青光眼、高眼压等具有改善作用。

## 花色苷的主要食物来源

花色苷广泛分布于植物性食品中,在深色浆果、蔬菜、薯类和谷物种皮中含量较丰富,以桑葚、紫杨梅、蓝莓、黑米、紫包菜等含量最丰富(表 4-8)。

表 4-8　常见代表性食物及其花色苷含量

（单位:mg/100 g 可食部分）

| 食物名称 | 花色苷含量 | 食物名称 | 花色苷含量 |
| --- | --- | --- | --- |
| 桑葚 | 668.05 | 花豆角 | 24.83 |
| 杨梅(紫) | 147.54 | 芋头(紫) | 19.71 |
| 蓝莓 | 84.14 | 黑米 | 622.58 |
| 山楂 | 38.55 | 黑豆 | 125.0 |
| 紫苏 | 80.66 | 紫包菜 | 256.06 |

## 膳食花色苷的摄入量和特定建议值

膳食花色苷的摄入量受地区和季节影响较大。如大部分美国居民花色苷摄入量中位数为 8.1 mg/d，欧盟西部国家居民摄入量在 26.2～90.9 mg/d 之间，我国广州地区居民大致摄入量为 43.1 mg/d。我国研究总结出花色苷摄入量大于 52 mg/d 时可降低血脂紊乱的风险，40～169 mg/d 可降低心血管疾病和糖尿病的风险，故花色苷摄入量特定建议值为 50 mg/d。

迄今为止，在一般膳食条件下，国内外研究并未发现花色苷可引起中毒或不良反应的现象。

## 保护血管健康的机制

### 1. 改善巨噬细胞炎症

动脉粥样硬化与脂蛋白代谢密切相关。例如，氧化型低密度脂蛋白（oxLDL）过量时其携带的胆固醇将沉积于动脉壁，促进动脉粥样硬化的发展。oxLDL 还可以通过脂肪转运酶 CD36 介导代谢转换，进而激活巨噬细胞（一种免疫细胞）的炎症反应。

花色苷能降低 CD36 的表达，低水平的 CD36 抑制了巨噬细胞对 oxLDL 的摄取，改善了动脉粥样硬化的发生与发展。

### 2. 上调一氧化氮（NO）水平

内皮功能的失调与心血管疾病有着密切关系。NO 是一种有益气体，它能进入平滑肌细胞激活鸟苷酸环化酶，产生能导致钙离子浓度下降的物质，使平滑肌舒张。内皮型 NO 合成酶负责 NO 的合成，内皮型 NO 合成酶的活性与其磷酸化有关。

花青素的代谢物没食子酸和原儿茶酸均可增加内皮型 NO 合成酶的磷酸化，使合成酶活性增加，NO 水平得到上调，进而改善内皮功能，对内皮功能障碍起到预防作用。

### 3. 抗氧化应激

氧化应激的增加参与动脉粥样硬化病理过程。动脉粥样硬化降低血管弹性，加大心脏泵血的阻力，影响心脏功能，增加心血管疾病发生的风险。氧化应激能诱导炎症相关基因的表达，促进动脉粥样硬化的发展。氧化应激的降低可能对心血管健康起着积极作用。核转录因子红细胞 2 相关因子 2（Nrf2）是调控抗氧化应激的一种关键转录因子，在机体抗氧化应答中起着重要作用。

花色苷能诱导 Nrf2 通路的激活，对抗氧化蛋白的表达和水平起着调节作用，达到抑制氧化应激的积极作用。此外，花色苷也能保护胰腺 β 细胞免受葡萄糖诱导的氧化损伤。若胰腺 β 细胞不能满足胰岛素需求，会引发高血糖症并进一步发展为糖尿病，最终导致心血管疾病等并发症的出现。

## 临床证据

（1）在一项长达 16 年的前瞻性研究中，研究对象是 34 489 名无心血管疾病的绝经期妇女。研究结果表明花青苷摄入量与冠心病、心血管疾病和总死亡率之间存在显著的负相关，较高的花色苷摄入量（22.2 mg/d）相比于食用频率少于 1 次/周显著降低了冠心病的死亡率。

（2）在一项双盲、随机对照研究中，111 名健康成年志愿者被随机分配至 20 mg/d、40 mg/d、80 mg/d、160 mg/d、320 mg/d 花色苷组或安慰剂组，连续服用 14 天后观察结果。结果显示补充花色苷后，80 mg/d 花色苷组志愿者空腹血糖最低，8-异前列腺素 F2α（评价氧化应激和脂质过氧化损伤的金指标）水平下降最明显。总体来讲，2 周花色苷的摄入使健康志愿者的血浆 8-异前列腺素 F2α 和白介素-10（炎症、免疫抑制因子）水平发生剂量依赖性变化。研究表明花青素在抗氧化应激和抗炎方面具有潜在作用。

（3）在一项针对 44 项随机临床试验和 15 项大型人群队列的荟萃分析中，其中 3 785 例参与者患有冠状动脉粥样硬化心脏病，研究发现该疾病的发病风险与膳食花色苷的摄入量呈负相关，摄入量大于 30 mg/d（小于 55 mg/d）时能有效降低发病风险，且每增加 15 mg/d 即可降低发病风险 10.7%。

## 参考文献

[1] 中国营养学会.中国居民膳食营养素参考摄入量(2023版)[M].北京:人民卫生出版社,2023.

[2] Guo Y, Zhang P, Liu Y, et al. A dose-response evaluation of purified anthocyanins on inflammatory and oxidative biomarkers and metabolic risk factors in healthy young adults：A randomized controlled trial[J]. Nutrition,2020,74:110745.

[3] Kao E S, Tseng T H, Lee H J, et al. Anthocyanin extracted from Hibiscus attenuate oxidized LDL-mediated foam cell formation involving regulation of CD36 gene[J]. Chem Biol Interact,2009,179(2-3):212-218.

[4] Mozos I, Flangea C, Vlad D C, et al. Effects of Anthocyanins on Vascular Health[J]. Biomolecules,2021,11(6):811.

[5] Aboonabi A, Singh I. Chemopreventive role of anthocyanins in atherosclerosis via activation of Nrf2-ARE as an indicator and modulator of redox[J]. Biomed Pharmacother, 2015,72:30-36.

[6] Mink P J, Scrafford C G, Barraj L M, et al. Flavonoid intake and cardiovascular disease mortality：a prospective study in postmenopausal women[J]. Am J Clin Nutr,2007,85 (3):895-909.

[7] Xu L, Tian Z, Chen H, et al. Anthocyanins, anthocyanin-rich berries, and cardiovascular risks：systematic review and meta-analysis of 44 randomized controlled trials and 15 prospective cohort studies[J]. Front Nutr,2021,8:747884.

## 4.4.2 大豆异黄酮

大豆异黄酮是以 3-苯并吡喃酮为母核的一类化合物,取代基不同可以构成不同物质,如染料木黄酮、大豆苷元、黄豆黄素等,其结构式如图 4-7 所示。纯大豆异黄酮是无色的晶体物质,工业上的大豆异黄酮产品为白色或淡黄色粉末。大豆异黄酮是脂溶性化合物,其与糖、葡萄醛酸或硫酸盐的结合能增加其在水中的溶解度。大豆异黄酮性质不稳定,多种食物加工方法如加热、水处理和发酵等会导致其化学结构的改变,进而降低其在食物中的含量。人体在摄入大豆异黄酮后必须经肠道水解为游离形式才能被吸收。

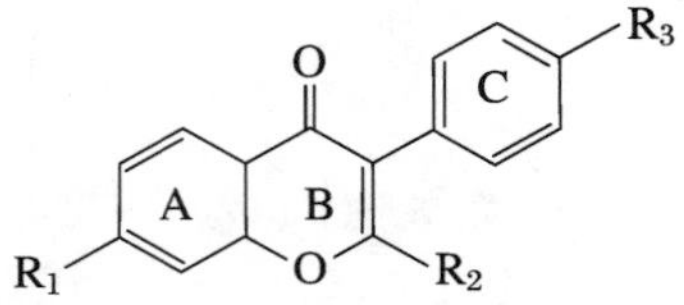

图 4-7　大豆异黄酮的结构式

大豆异黄酮能与不同组织器官的雌激素受体结合,起到雌激素调节作用。例如与成骨细胞的雌激素受体结合时能促进骨基质的产生,改善绝经妇女的骨质疏松。大豆异黄酮还可起到抗氧化作用,减少女性 DNA 氧化损伤。

## 大豆异黄酮的主要食物来源

大豆异黄酮广泛分布于大豆及其制品中,具体含量参考表 4-9。

表 4-9　常见代表性食物及其大豆异黄酮含量

（单位：mg/100 g）

| 食物名称 | 大豆异黄酮 | | | |
| --- | --- | --- | --- | --- |
| | 总量 | 大豆苷元 | 染料木黄酮 | 黄豆黄素 |
| 大豆（熟、煮、不加盐） | 65.11 | 30.76 | 31.26 | 3.75 |
| 腐竹（生） | 196.05 | 80.03 | 101.40 | 15.43 |
| 豆腐（冻干） | 83.20 | 29.59 | 51.04 | 3.44 |
| 豆片（全脂） | 62.31 | 21.75 | 39.57 | 1.12 |
| 腐乳 | 34.68 | 12.18 | 21.12 | 2.30 |
| 黄豆芽（生） | 34.39 | 12.86 | 18.77 | 2.88 |
| 大豆粉 | 172.55 | 67.69 | 89.42 | 20.02 |
| 大豆蛋白提取物 | 91.05 | 30.81 | 57.28 | 8.54 |
| 速溶豆粉 | 109.51 | 40.07 | 62.18 | 10.90 |

## 大豆异黄酮的推荐摄入量和注意事项

大豆是唯一含有大豆异黄酮且含量在营养学上有意义的食物来源。所以无论是否为素食者，都可以适量食用豆制品。

我国对不同人群大豆异黄酮的推荐摄入量如下：

（1）绝经后的女性每日推荐摄入量为 60 mg（相当于 240 g 豆腐），为避免过量摄入大豆异黄酮增加发生子宫内膜增生的风险，上限设为每日 75 mg。

（2）绝经前女性每日推荐摄入量 40 mg（相当于 160 g 豆腐）。

（3）儿童、青少年每日推荐摄入量为 25 mg（相当于 100 g 豆腐）。

补充大豆异黄酮的四个注意事项：

（1）孕妇和哺乳期女性不需要额外补充大豆异黄酮，大豆异黄酮会通过胎盘或乳汁进入婴儿体内，造成胎儿、婴儿发育异常。

（2）性发育未成熟的女生不需要额外补充大豆异黄酮，以免服用不当造成性早熟。

（3）过多植物雌激素积累在体内，易使子宫内膜增生甚至导致子宫内膜癌。乳腺增生、乳腺癌、子宫癌等患者都不适宜额外补充大豆异黄酮。

（4）不与其他类的雌激素补充剂同时服用，以免造成雌激素补充过量。

## 保护血管健康的机制

### 1. 减少氧化

正常情况下，人体吸入氧气并制造机体代谢需要的能量，但是细胞也会利用氧气产生副产物自由基。当体内的氧化与抗氧化失衡后，即造成了氧化应激的产生。氧化应激会造成血管功能的障碍，在心血管疾病的发生发展中起着重要作用。

大豆异黄酮具有抗氧化的特性，它能清除人体代谢产生的自由基，也能阻止或延缓产生自由基的链反应，可使血管免受于来自氧化应激引起的损伤。此外，大豆异黄酮也能诱导机体抗氧化酶系统活性的增高，加快老化代谢产物的消除。

### 2. 增加内皮型一氧化氮合酶基因的转录

一氧化氮是一种脂溶性气体，可以作用于平滑肌细胞使其松弛，进而扩张血管。一氧化氮合酶具有三种亚型，其中一种是内皮型一氧化氮合酶（eNOS），主要在血管内皮中负责一氧化氮的产生，其活性与一氧化氮产生量有关。

大豆异黄酮能与 eNOS 相关基因的雌激素反应原件相互作用，增加 eNOS 基因的转录，进而诱导内源性一氧化氮的产生，使血管得以舒张，动脉血流得到改善。

### 3. 抗炎作用

出现炎症时，机体具有一定的抗炎机制。例如释放能控制促炎细胞因子反应的抗炎因子对免疫系统进行调节，对抗炎症。但当致炎因子持续存在时就会导致慢性炎症的发生。慢性炎症能促进正常的内皮组织向病变状态转化，诱导心血管疾病的发生与发展。

大豆异黄酮能通过下调促进炎症基因的表达来保护内皮细胞免于损伤，也能促进抗炎因子的释放，降低机体炎症水平。

### 4. 降脂作用

大豆异黄酮能显著降低总胆固醇、LDL-C("不良"胆固醇)，修复动脉血管因脂质氧化造成的血管内壁损伤，抑制动脉粥样硬化的形成。

## 临床证据

（1）在一项前瞻性队列研究中，4713 名年龄在 40～69 岁、不患有心血管疾病或癌症的女性接受了调查。研究发现，在绝经前妇女中豆腐、大豆总摄入量以及膳食大豆异黄酮摄入量最高的组别的心血管疾病发生率显著降低了，而在绝经后妇女中未观察到此显著相关性。研究表明大豆异黄酮对绝经前妇女的心血管产生有益效果。

（2）在一项荟萃分析中，在排除了动物性试验、研究结果非动脉僵硬度等研究后，纳入符合标准的 8 篇文章表明在干预持续较短时，大豆异黄酮能降低动脉僵硬度，且该效果与性别无关。

## 参考文献

[1] 中国营养学会. 中国居民膳食营养素参考摄入量（2023 版）[M]. 北京：人民卫生出版社，2023.

[2] Cano A, García-Pérez M Á, Tarín J J, et al. Isoflavones and cardiovascular disease[J]. Maturitas, 2010, 67(3): 219-226.

[3] Jackson R L, Greiwe J S, Schwen R J, et al. Emerging evidence of the health benefits of S-equol, an estrogen receptor β agonist[J]. Nutr Rev, 2011, 69(8): 432-448.

[4] Ramdath D D, et al. Beyond the cholesterol-lowering effect of soy protein: a review of

the effects of dietary soy and its constituents on risk factors for cardiovascular disease[J].
Nutrients,2017,9(4).

[5]　Im J,Park K. Association between soy food and dietary soy isoflavone intake and the risk of cardiovascular disease in women：a prospective cohort study in Korea[J]. Nutrients,2021,13(5).

[6]　Man B,Cui C,Zhang X,et al. The effect of soy isoflavones on arterial stiffness：a systematic review and meta-analysis of randomized controlled trials[J]. Eur J Nutr,2021,60(2):603-614.

## 4.4.3　绿原酸

绿原酸由咖啡酸和奎尼酸缩合而成,其结构式如图 4-8 所示。绿原酸最初分离于绿色的生咖啡豆,且为结晶型。它是白色粉末,在热水中溶解度增加。绿原酸是极性溶剂,根据相似相溶原理,即极性溶质易溶于极性溶剂,其易溶于乙醇和丙酮等极性溶剂,微溶于乙酸乙酯,难溶于氯仿、乙醚等弱极性溶剂。绿原酸易被氧化,对碱不稳定,经紫外线照射不易分解。

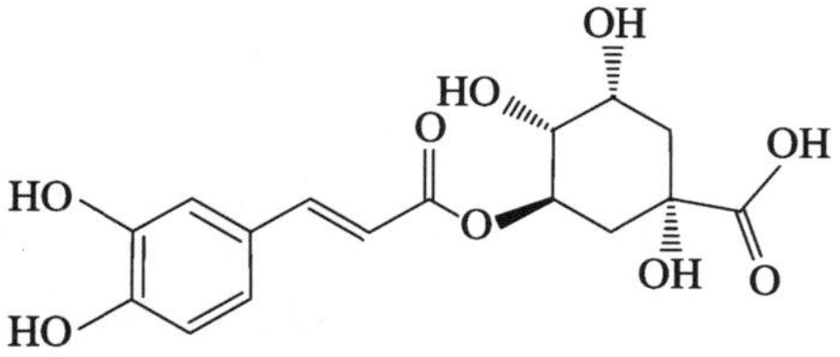

图 4-8　绿原酸的结构式

绿原酸参与人体的糖代谢和脂代谢。例如绿原酸可以改善糖耐量、血浆胰岛素水平以及减控体重,含绿原酸的植物提取物常被用于糖尿病患者的辅助治疗。绿原酸还具有抗炎、抗氧化、抗菌、抗病毒等生物活性,是一种益于人体健康的重要膳食成分。

## 绿原酸的主要食物来源

绿原酸广泛分布于天然植物性食物中,咖啡豆以及咖啡制品是绿原酸的主要食物来源。含量丰富的有菊苣、蓝莓、葵花籽仁、茄子、苹果、梨、土豆等（具体含量参考表 4-10）。

**表 4-10　常见代表性食物及其绿原酸含量**

（单位：mg/100 mL 或 mg/100 g 可食部分）

| 食物名称 | 绿原酸含量 | 食物名称 | 绿原酸含量 |
|---|---|---|---|
| 咖啡（很浓） | 337.5 | 苹果 | 6.2～38.5 |
| 金银花（干） | 2256 | 西方梨 | 30.9 |
| 菊苣 | 260 | 山楂 | 23.4 |
| 葵花籽仁 | 63.0～97.1 | 土豆 | 26.7 |
| 茄子 | 60 | 桃子 | 15.5 |
| 胡萝卜 | 12 | 山药 | 6.2～10.3 |

## 膳食绿原酸的摄入量

膳食绿原酸的摄入量受各地区饮食习惯影响较大。英国人每日喝咖啡者绿原酸摄入量常为 500～1000 mg/d，不常喝咖啡的摄入量少于 25 mg/d。巴西成年人绿原酸摄入量约为 258.8 mg/d。日本人绿原酸摄入量大于 4 mg/d。我国居民绿原酸摄入量无文献报道。基于现有研究结果，过量摄入绿原酸未发现不良反应和任何毒副作用。目前暂无国际组织或其他国家提出绿原酸的可耐受最高摄入量。

## 保护血管健康的机制

### 1. 抑制泡沫细胞的形成

泡沫细胞是指吞噬了大量中性脂肪的巨噬细胞或平滑肌细胞。在动脉粥样硬化的早期，巨噬细胞介导血管内皮下的 LDL-C 氧化，并吞噬氧化型低密度脂蛋白胆固醇，导致细胞脂质堆积，形成了泡沫细胞。

泡沫细胞的形成可以通过增加胆固醇外排、减少巨噬细胞胆固醇沉积来进行抑制。胆固醇转运体如 ABCG1、ABCA1 则负责胆固醇的外流。绿原酸可以增加

ABCG1、ABCA1 的转录,上调其水平,进而抑制动脉粥样硬化的形成。

### 2. 抑制血小板活性

高血压、高血脂和糖尿病作为心血管事件危险因素,可能会增强炎症以及诱导血小板黏附于内皮层。例如高血压患者血压升高,血液呈湍流状态,血管内皮细胞损伤,触发胶原蛋白、凝血酶、$TXA_2$ 等衍生物从细胞外基质中释放,最终导致血小板的活化和血栓的形成。

$TXA_2$ 能激活并使血小板聚集,常作用于治愈损伤组织和发炎。$TXA_2$ 水平的失调易导致血栓形成,促使动脉粥样硬化。绿原酸能够抑制 $TXA_2$ 的释放,调节其含量,抑制血小板的活化。

### 3. 抑制 NOX 酶活性,增加一氧化氮利用度

NOX 是一种专门产生 ROS 的跨膜酶,过量的 ROS 可能会对血管相关的细胞造成损伤,影响血管功能,参与动脉粥样硬化中血管损伤和斑块生成。

绿原酸能抑制 NOX 的表达和活性,减少自由基的产生,使血管免于损伤,起到抗高血压的作用。此外,绿原酸的代谢物阿魏酸能增加动脉血管对一氧化氮的利用度,对降血压起着重要作用。

## 临床证据

(1)一项追踪 382 535 名合计显示没有心血管疾病的参与者长达 10 年以上的研究提示,每天喝 2～3 杯咖啡可显著降低心律失常、心血管疾病、冠心病、心力衰竭和全因死亡率风险。

(2)在一项双盲、随机对照试验中,23 名健康志愿者被随机分配到服用 400 mg(溶于 200 mL 低硝酸盐水)的绿原酸组或对照组(水)。试验结果表明,相对于对照组,绿原酸能显著降低平均收缩压和舒张压,但一氧化氮标志物无显著变化。即绿原酸在治疗高血压上起着重要作用,持续食用可能有益于心血管健康。

(3)在一项双盲、随机对照试验中,117 名具有轻度高血压的男性患者被随机分为四个组,其中一组为安慰剂组,另三个组分别每日服用 46 mg、93 mg、185 mg 的绿原酸。在持续服用 28 天后,结果显示 93 mg 和 185 mg 组的收缩压和舒张压相较于安慰剂组均表现出显著的下降,且下降程度与绿原酸的剂量呈正相关,未发

现副作用的出现。

**参考文献**

［1］ 中国营养学会.中国居民膳食营养素参考摄入量（2023 版）［M］.北京：人民卫生出版社，2023.

［2］ Lukitasari M，Rohman M S，Nugroho D A，et al. Cardiovascular protection effect of chlorogenic acid：focus on the molecular mechanism［J］. F1000Res，2020，9：1462.

［3］ Zhao Y，Wang J，Ballevre O，et al. Antihypertensive effects and mechanisms of chlorogenic acids［J］. Hypertens Res，2012，35（4）：370-374.

［4］ Chieng D，Canovas R，Segan L，et al. The impact of coffee subtypes on incident cardiovascular disease，arrhythmias，and mortality：long-term outcomes from the UK Biobank［J］. Eur J Prev Cardiol，2022，29（17）：2240-2249.

［5］ Mubarak A，Bondonno C P，Liu A H，et al. Acute effects of chlorogenic acid on nitric oxide status，endothelial function，and blood pressure in healthy volunteers：a randomized trial［J］. J Agric Food Chem，2012，60（36）：9130-9136.

［6］ Kozuma K，Tsuchiya S，Kohori J，et al. Antihypertensive effect of green coffee bean extract on mildly hypertensive subjects［J］. Hypertens Res，2005，28（9）：711-718.

## 4.4.4　儿茶素

儿茶素类化合物属于黄烷醇类物质，天然状态下的儿茶素类化合物有儿茶素、表没食子儿茶素、表没食子儿茶素没食子酸酯（EGCG）等。其中 EGCG 是含量最高的组分，是绿茶主要的活性和水溶性成分，占绿茶毛重的 9%～13%。儿茶素类化合物为白色固体或结晶，具有涩味，水溶液在 pH 2～8 条件下稳定，易溶于热水、甲醇、乙醇、乙醚等溶剂，难溶于苯、氯仿等。

EGCG 具有非常强的抗氧化活性，具有多种健康功效（图 4-9）。《美国医学会杂志（JAMA）》曾观察了 4 万多名 40～79 岁的人群，他们发现，常喝绿茶的人心血管病死亡率、全因死亡率均低于不爱喝绿茶的人。EGCG 在抗心血管疾病方面担当了重要角色，有抗氧化、抗炎、抗动脉硬化、抗心肌肥大、抗心肌梗死的作用，对糖尿病、代谢综合征和肥胖也有一定作用，并且也能发挥抗菌、抗病毒以及抗肿瘤的效果。

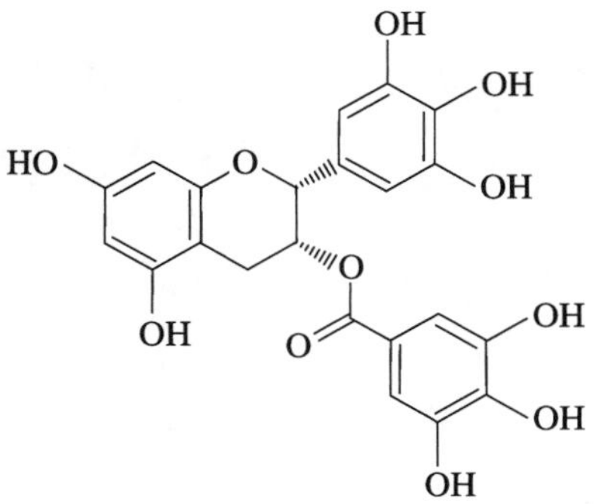

**图 4-9 EGCG 的结构式**

## 儿茶素的主要食物来源

儿茶素类化合物主要存在于茶叶,人体摄入儿茶素类化合物主要是通过饮茶。茶叶根据发酵程度的不同可分为绿茶、乌龙茶和红茶。绿茶不是发酵茶,加工过程少,儿茶素类化合物种类全、含量高,而乌龙茶和红茶经加工后儿茶素类化合物总含量损失约 75%。表 4-11 列举了我国常见茶叶中儿茶素类化合物的具体含量。

**表 4-11 我国常见茶叶品种及其儿茶素类化合物的含量**

（单位:mg/g）

| 儿茶素类化合物 | 不发酵茶 | | 半发酵茶 | | 全发酵茶 | |
|---|---|---|---|---|---|---|
| | 黄山毛尖 | 西湖龙井 | 铁观音 | 大叶青茶 | 红茶 | 普洱茶 |
| GC | 1.659 | 0.169 | 0.837 | 1.317 | — | — |
| EGC | 18.250 | 4.854 | 5.158 | 9.479 | — | — |
| ECG | 3.545 | 3.913 | 1.564 | 7.872 | 0.238 | — |
| EGCG | 51.064 | 34.546 | 16.610 | 27.984 | 4.588 | — |
| EC | 9.056 | 8.369 | 2.065 | 15.000 | 3.559 | 3.756 |

注:GC:没食子儿茶素;EGC:表没食子儿茶素;ECG:表儿茶素没食子酸酯;EGCG:表没食子儿茶素没食子酸酯;EC:表儿茶素。

## 儿茶素类化合物的膳食摄入量

美国人平均每日儿茶素类化合物摄入量为 200 mg,德国人为 565.0~931.4 mg,中国人为 127~255 mg。动物研究中,经口给予大鼠绿茶提取物(儿茶素类化合物含量为 74.5%)1000 mg/kg 时导致体重增长减慢。一项德国的人体研究中将 EGCG 摄入上限定位为 300 mg/d。暂无儿茶素类化合物单体的特定建议值以及可耐受最高摄入量。

## 保护血管健康的机制

### 1. 抗炎

炎症是机体免疫反应的重要组成部分,与炎症相关物质水平的失调可能会导致内皮功能障碍,参与心血管疾病的发生与发展。例如肿瘤坏死因子-α(TNF-α)是一种促炎细胞因子,其能诱导单核细胞趋化蛋白-1(MCP-1)的表达,这种蛋白血清水平升高被认为是有冠心病风险的直接标志。

EGCG 能显著抑制 TNF-α 诱导的 MCP-1 转录与表达水平,使体内炎症受到抑制,表明 EGCG 可能是心血管疾病预防与治疗的潜在药物。

### 2. 抗氧化应激

动脉粥样硬化是一种由内皮功能障碍、炎性细胞浸润和脂质积累引起的血管疾病,并且氧化应激被认为是动脉粥样硬化的危险因素之一。在正常情况下,内皮型一氧化氮合成酶(eNOS)活化并产生一氧化氮(NO),而在氧化条件下,eNOS 解耦联从而引起血管损伤。

儿茶素能改善 eNOS 的磷酸化及其生物活性,诱导 NO 水平的上调。其还能恢复 eNOS 活化所需辅酶因子的水平,保持 eNOS 的耦合状态。此外,儿茶素也可减少活性氧(活性氧的积累是导致氧化应激产生的直接原因)的产生直接降低氧化应激水平。

### 3. 抑制血小板聚集,抑制血栓形成

血小板的正常活化是发挥止血功能的基础,但它的异常活化会导致血栓形成,

成为动脉粥样硬化等心血管疾病的病理基础,故抑制血小板的过度活化可能对心血管健康带来益处。

儿茶素类化合物调节血小板细胞内钙水平,诱导相关酶激活而抑制纤维蛋白的结合,纤维蛋白的交织能导致血小板凝块与血细胞缠结形成血栓。其还能中断血小板聚集相关的信号转导通路如抑制 p38 MAPK 或 ERK-1/2 的磷酸化来实现。

## 临床证据

(1) 在一项包含 31 项随机对照临床试验、纳入 3321 名受试者的荟萃分析表明,相较于对照组,服用富含儿茶素类化合物的绿茶提取物能显著降低总胆固醇、低密度脂蛋白胆固醇含量,但对高密度脂蛋白和甘油三酯水平影响不大。即儿茶素类化合物能改善糖代谢,有助于降低心血管疾病的风险。

(2) 在一项双盲、安慰剂对照的临床试验中,42 名志愿者被分配至 EGCG 组和安慰剂组,EGCG 组第一次摄入 300 mg EGCG,2 小时后与安慰剂组同时进行肱动脉血流介导的血管舒张的测量,此后 EGCG 组摄入量改为 150 mg,2 周后再次进行测量。研究结果表明第一次给药(300 mg)能较大改善血管舒张,安慰剂组无影响。故急性 EGCG 的摄入可改善冠状动脉疾病患者的内皮功能障碍。

## 参考文献

[1] 中国营养学会.中国居民膳食营养素参考摄入量(2023 版)[M].北京:人民卫生出版社,2023.

[2] Wang Z M,Gao W,Wang H,et al. Green tea polyphenol epigallocatechin-3-gallate inhibits TNF-α-induced production of monocyte chemoattractant protein-1 in human umbilical vein endothelial cells[J]. Cell Physiol Biochem,2014,33(5):1349-1358.

[3] Sheng Y,Sun Y,Tang Y,et al. Catechins:Protective mechanism of antioxidant stress in atherosclerosis[J]. Front Pharmacol,2023,14:1144878.

[4] Guo J,Li K,Lin Y,et al. Protective effects and molecular mechanisms of tea polyphenols on cardiovascular diseases[J]. Front Nutr,2023,10:1202378.

[5] Xu R,Yang K,Li S,et al. Effect of green tea consumption on blood lipids:a systematic review and meta-analysis of randomized controlled trials[J]. Nutr J,2020,19(1):48.

［6］ Widlansky M E，Hamburg N M，Anter E，et al. Acute EGCG supplementation reverses endothelial dysfunction in patients with coronary artery disease［J］. J Am Coll Nutr，2007，26(2)：95-102.

## 4.4.5　槲皮素

槲皮素在植物界分布广泛，是具有多种生物活性的黄酮醇类化合物。其分子式为 $C_{15}H_{10}O_7$，结构式为 $3,3',4',5,7$-五羟基黄酮(图 4-10)，槲皮素通过羟基取代能够与其他物质如糖、醚或酚酸等结合以槲皮素衍生物的形式存在。槲皮素能溶于冷乙醇(1∶290)，易溶于热乙醇(1∶23)，可溶于甲醇、乙酸乙酯、冰醋酸、吡啶、丙酮等，不溶于水、苯、乙醚、氯仿、石油醚等，碱性水溶液呈黄色，几乎不溶于水，味苦，在 95～97 ℃条件下为无水物。槲皮素分子具有高度亲脂性，主要在小肠内通过酶的水解作用将其水解为苷元进一步被小肠上皮细胞所吸收。

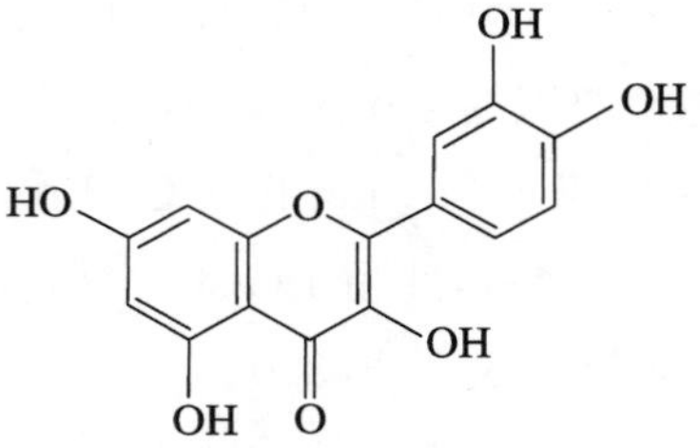

图 4-10　槲皮素的结构式

槲皮素具有多种生物学特性，包括抑制肿瘤、对抗自由基、抗氧化、抗菌、抗炎及免疫调节功能等，对癌症和衰老的预防和治疗有着重要的意义。此外，槲皮素还能够降低血压、降血脂、减少毛细血管脆性，对血管健康具有保护效果。

### 槲皮素的主要食物来源

槲皮素存在于各种各样的食物中，蔬菜类包括西兰花、芦笋、青葱、青椒、番茄和红生菜，水果类有苹果、草莓、葡萄、蓝莓、蔓越莓和黑加仑子，甚至绿茶中也含有一些槲皮素。具体来源及含量可见表 4-12。

**表 4-12　蔬果中槲皮素的含量**

(单位：mg/100 g 鲜重)

| 名称 | 含量 | 名称 | 含量 |
|---|---|---|---|
| 小红尖椒 | 9.03 | 大山楂 | 22.80 |
| 小白菜 | 8.8 | 金橘 | 10.65 |
| 紫心萝卜 | 7.67 | 鸡心黄皮果 | 9.80 |
| 油豆 | 7.51 | 柑橘 | 7.64 |
| 雍菜 | 6.02 | 白糖黄皮果 | 7.42 |
| 油麦菜 | 5.83 | 番石榴 | 7.27 |
| 甘薯 | 5.55 | 菠萝蜜 | 6.71 |
| 韭薹 | 4.78 | 大枣 | 5.79 |
| 紫衣甘蓝 | 4.44 | 红元帅苹果 | 4.89 |
| 扁豆 | 4.38 | 李子 | 4.43 |

## 槲皮素的参考摄入量

不同地区人群对于槲皮素的摄入量受到槲皮素在植物体内的含量、膳食模式、饮食习惯及食物供应等因素的影响而有所不同。根据现有研究,推荐我国居民每日膳食槲皮素平均摄入量为 20.9 mg,其他地区居民每日推荐膳食槲皮素平均摄入量因地域差别有所不同。

## 保护血管健康的机制

### 1. 抗氧化作用

生物体发生氧化应激时,过度的活性氧会损伤血管内皮细胞,导致内皮功能障碍,内皮细胞是血管壁的重要组成部分,其功能会影响血管的舒缩能力,导致血压调节异常。槲皮素是一种抗氧化剂,除了通过直接清除自由基及螯合金属离子等途径达到抗氧化作用外,槲皮素通过诱导抗氧化酶 HMOX1 的上调达到抗氧化作用,减轻活性氧对于内皮细胞的损伤。此外,槲皮素可以通过调节细胞内的信号传导途径来影响抗氧化过程,通过激活 Nrf2-ARE 途径,促进细胞内抗氧化酶(如谷胱甘肽过氧化物酶、超氧化物歧化酶)的表达,增强细胞的抗氧化能力。

### 2. 抗炎作用

研究表明,活性氧的产生能够导致氧化应激对于炎症的发展有推动作用,氧化应激通过刺激多种转录因子的表达,导致一些参与炎症通路的基因差异性表达。槲皮素能通过抑制核因子-κB(NF-κB)核转位,降低炎症因子如肿瘤坏死因子-α(TNF-α)、白细胞介素(IL)-1 和 IL-6 水平达到抗炎效果。此外,槲皮素能够抑制炎症细胞的活化,如巨噬细胞、中性粒细胞等。炎症细胞在炎症反应中扮演着重要角色,通过抑制它们的活化,可以减轻炎症反应的程度。

### 参考文献

[1] 中国营养学会.中国居民膳食营养素参考摄入量(2023 版)[M].北京:人民卫生出版社,2023.

[2] 田蓉.槲皮素抗氧化作用机制的探究[D].南昌:江西师范大学,2022.

[3] Sul O J, Ra S W. Quercetin prevents LPS-induced oxidative stress and inflammation by modulating NOX2/ROS/NF-kB in lung epithelial cells[J]. Molecules,2021,26(22):6949.

## 4.4.6 姜黄素

姜黄素又称姜黄色素、酸性黄,是从姜科植物姜黄、莪术、芥末、咖哩、郁金等根茎中提取的一种天然的多酚类抗氧化剂,主链为不饱和脂族及芳香族基团,为二酮类化合物,是常用的调料及食用色素,化学式为 $C_{21}H_{20}O_6$,结构式如图 4-11 所示。

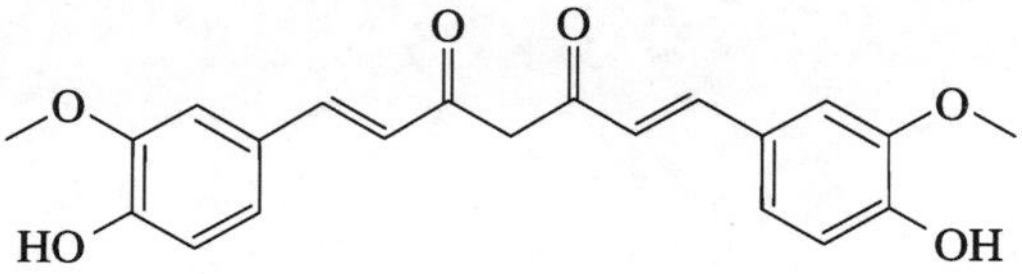

**图 4-11　姜黄素的结构式**

姜黄素是一种化学性质不稳定的分子,它对酸碱、氧、紫外线和可见光的照射很敏感。在不同 pH 条件下,姜黄素存在酮－烯醇式互变发挥不同的功能。在酸性条件下,姜黄素以二酮形式存在,作为质子供体;在碱性条件下,姜黄素以烯醇式稳定存在,能够与氧化剂反应达到抗氧化效果。

## 姜黄素的主要食物来源

姜、芥末、咖喱富含姜黄素,是姜黄素的主要食物来源。其中,姜黄中姜黄素含量约为 3100 mg/100 g,咖喱粉中为 50～580 mg/100 g。不同产地姜黄中姜黄素的含量有所差异,一般在 1%～6%。目前,为了提高姜黄素的生物利用度,采用了多种方法,如将其与适当的辅料结合、合成姜黄素类似物或改变剂型等,作为一种补充剂,具有良好的发展前景。

越来越多的实验证据表明,姜黄素具有多靶点生物学意义,表明其在健康和疾病中发挥重要作用。姜黄素在神经、心血管、代谢、肾脏、内分泌、皮肤、呼吸道、感染、胃肠道和肿瘤等疾病中都具有一定的药理作用。尤其是姜黄素具有抗炎、抗氧化、抗血栓形成和降血脂等作用,可以预防心血管疾病的发生,对血管健康有一定的积极影响。

## 保护血管健康的机制

### 1. 抗炎作用

姜黄素能够通过激活炎症介质(如脂氧合酶和环氧化酶)和转录因子(如激活蛋白-1)来缓解炎症引起的疼痛,炎症可以引起心肌细胞的氧化应激、钙离子失衡、线粒体功能障碍和细胞凋亡,从而导致心脏功能受损。姜黄素可以通过抑制心肌细胞 NF-κB 的表达,激活 PPAR-γ 和 Bcl-2 的表达,抑制心肌细胞炎性细胞浸润。此外,姜黄素可抑制环氧化酶-2(COX-2)、前列腺素 E2(PGE2)、肿瘤坏死因子-α(TNF-α)等炎症介质的合成,实现抗炎作用。前列腺素在炎症反应中发挥着重要的促进作用,其生物合成的催化酶为 COX,多数炎症发生发展中存在前列腺素 E2 合酶-1(PGES-1)以及 COX-2 过表达的现象。姜黄素可抑制 PGES-1,降低

PGE2 的合成，从而有效抑制炎症反应。同时，姜黄素可调控 p38 MAPK 信号转导通路，抑制白介素 1β（IL-1β）的体外诱导作用，降低 COX-2 分泌水平，实现有效抗炎。

### 2. 抗氧化作用

姜黄素的化学结构中有两个苯环，一个环含有苯酚羟基，另一个环含有苯酚甲氧基。能够直接与氧自由基和氢自由基结合，充当氢供体或调节其他介质参与抗氧化和抗脂质过氧化反应，同时能够上调与抗氧化相关的蛋白质表达水平。有研究发现姜黄素通过降低 COX-2 的表达，上调 H9c2 心脏成肌细胞中的活性氧和 JNKs，诱导凋亡内在途径，从而改善内皮功能。

### 3. 调节血脂

姜黄素可降低总胆固醇、甘油三酯和低密度脂蛋白胆固醇水平，升高高密度脂蛋白水平，抑制 LDL-C 的氧化修饰，减少氧化型低密度脂蛋白（oxLDL）对血管壁的损伤。此外，姜黄素可抑制血小板衍生生长因子刺激的血管平滑肌细胞的迁移，以及损伤诱导的新生内膜的形成，在血管损伤后的调节中起到重要作用。

## 参考文献

[1] Lv F H, Yin H L, He Y Q, et al. Effects of curcumin on the apoptosis of cardiomyo-cytes and the expression of NF-κB, PPAR-γ and Bcl-2 in rats with myocardial infarction injury[J]. Exp Ther Med, 2016, 12(6):3877-3884.

[2] Vasanthkumar T, Hanumanthappa M, Lakshminarayana R. Curcumin and capsaicin modulates LPS induced expression of COX-2, IL-6 and TGF-β in human peripheral blood mononuclear cells[J]. Cytotechnology 2019, 71(5):963-976.

[3] Dinkova-Kostova A T, Talalay P. Direct and indirect antioxidant properties of inducers of cytoprotective proteins[J]. Mol Nutr Food Res, 2008, 52 (Suppl 1):S128-138.

[4] Li Y, Tian D, Zhu C, et al. Demethoxycurcumin Preserves Renovascular Function by Downregulating COX-2 Expression in Hypertension[J]. Oxid Med Cell Longev, 2016, 2016:9045736.

[5] Yuan H Y, Kuang S Y, Zheng X, et al. Curcumin inhibits cellular cholesterol accumula-tion by regulating SREBP-1/caveolin-1 signaling pathway in vascular smooth muscle cells [J]. Acta Pharmacol Sin, 2008, 29(5):555-563.

[6] Yang X, Thomas D P, Zhang X, et al. Curcumin inhibits platelet-derived growth factor-

stimulated vascular smooth muscle cell function and injury-induced neointima formation [J]. Arterioscler Thromb Vasc Biol,2006,26(1):85-90.

## 4.4.7 白藜芦醇

白藜芦醇是一种非黄酮类多酚有机化合物，是许多植物受到刺激时产生的一种抗毒素，其结构式如图 4-12 所示。不易溶于水，易溶于乙醇和二甲基亚砜等溶剂。白藜芦醇在 1940 年被日本学者首次从百合科藜芦属植物白藜芦中分离得到。之后人们发现葡萄酒中因含有白藜芦醇能够预防心血管疾病，并发现其具有免疫调节、抗衰老、抗肿瘤、抗炎及抗病毒等功效，使得白藜芦醇作为膳食补充剂广泛用于人体保健及对疾病的预防。人们已经在 700 多种植物中发现了白藜芦醇，包括 12 科 31 属 72 种植物，其中葡萄、虎杖及花生等食品中含量较高。天然的白藜芦醇存在顺反两种异构体，自然界中主要以反式构象为主，因其不稳定性，常常与葡萄糖结合以白藜芦醇糖苷形式存在于植物中。在小肠中通过糖苷酶水解释放白藜芦醇。

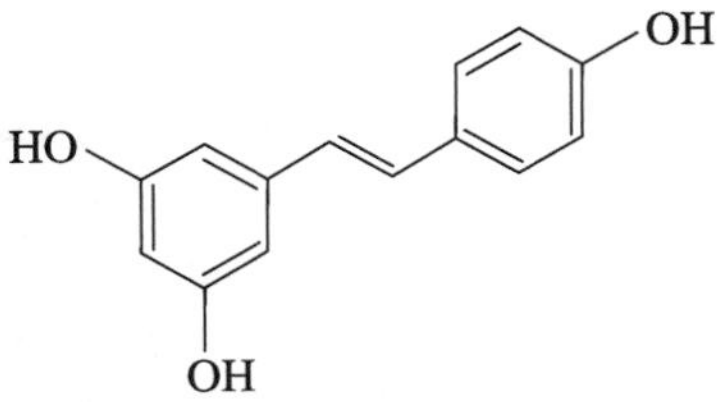

图 4-12 白藜芦醇的结构式

### 白藜芦醇的主要食物来源

白藜芦醇广泛存在于葡萄、桑葚、菠萝、花生、虎杖等植物或果实中。葡萄中白藜芦醇的含量差异很大，主要与葡萄品种、土壤环境、栽培方法以及病虫害等因素有关。通常红酒中白藜芦醇的浓度在 $0.2 \sim 10.6 \ mg/L$。具体来源及含量详见表 4-13。

**表 4-13　白藜芦醇的主要食物来源及含量**

（单位：mg/100 g）

| 食物 | 含量 | 食物 | 含量 |
|---|---|---|---|
| 提子皮 | 20.3 | 黑芝麻 | 0.04 |
| 桑葚（天津） | 10.4 | 柚子 | 0.04 |
| 葡萄皮 | 16.3 | 黑米 | 0.03 |
| 桑葚（武汉） | 0.31 | 黑加仑 | 0.03 |
| 杨梅 | 0.20 | 黄杏 | 0.02 |
| 甜瓜 | 0.14 | 鸡腿菇 | 0.02 |
| 水蜜桃 | 0.07 | 脐橙 | 0.02 |
| 小枣 | 0.07 | 白芝麻 | 0.01 |
| 茶树菇 | 0.06 | 鱼腥草 | 0.01 |
| 火龙果 | 0.05 | 雍菜 | 0.01 |

　　白藜芦醇的抗氧化特性最为突出，可以保护细胞免受过氧化氢诱导的氧化应激，以及紫外线辐射介导的细胞死亡。这是因为白藜芦醇作为自由基清除剂的直接作用，以及能够调节细胞抗氧化途径的间接作用。此外，白藜芦醇及其类似物（白藜芦醇三乙酸酯、白藜芦醇三乙醇酸酯）还可以通过抑制黑色素细胞中酪氨酸酶的活性或减少黑色素细胞增殖来减少黑色素生成过程。对白藜芦醇的研究表明，它具有抗氧化、抗炎、抗血小板聚集、调节脂质代谢、舒张血管、防止心肌纤维化和心室肥厚及电生理效应等作用，从而发挥对心血管系统的保护作用。

## 膳食白藜芦醇参考摄入量

　　一项针对西班牙人群的调查显示，红酒是白藜芦醇的主要饮食来源（98.4%），另有约 1.6% 来源于葡萄或葡萄汁，而花生、桑葚、蓝莓等对日常膳食摄入白藜芦醇的贡献不足 0.01%。目前，我国人群白藜芦醇摄入量的相关数据尚缺乏。考虑到我国居民的饮食习惯，其红酒的摄入量相当低，目前尚未发现可代表白藜芦醇摄入水平的体内生物标志物，仅能以血浆白藜芦醇的浓度来判断其摄入状况。白藜芦醇人群干预和大型观察性研究证据尚较少，所以目前无法建议我国成年人摄入量的特定建议值（SPL）。基于白藜芦醇安全性评价的数据判断，白藜芦醇在人体内耐受性良好，即使每日口服 5 g，也未出现系统性的不良反应，目前证据尚不足以提出可耐受摄入量（UL）。

## 保护血管健康的机制

### 1. 抗氧化作用

氧化应激是指机体组织或细胞内氧化和抗氧化作用失衡导致活性氧簇（ROS）在体内或细胞内蓄积，从而引起的氧化损伤的过程。长期高水平的 ROS 将导致细胞功能障碍、细胞坏死及组织损伤等，这些在心血管疾病发生和发展的过程中起到非常重要的作用。近年来很多研究表明白藜芦醇具有抗氧化和自由基清除的能力。研究发现，白藜芦醇可通过调控核因子 E2 相关因子 2（NRF2）抗氧化信号通路间接恢复四氢生物蝶呤（BH4）的活性和水平，从而促进抗氧化剂如超氧化物歧化酶 1-3（SOD1-3）、谷胱甘肽过氧化物酶（GSH-Px）及过氧化氢酶的表达。NAD-PH 氧化酶是血管内生成 ROS 的主要酶体，在外来信号的刺激下激活或失活，从而迅速升高或降低细胞内的 ROS 水平，白藜芦醇可通过下调载脂蛋白 E 基因敲除（$ApoE$-KO）小鼠体内 NADPH 氧化酶的表达水平达到抗氧化效果。

### 2. 抗炎作用

动脉粥样硬化（AS）是众多血管疾病共同的病理学基础，严重危害人类健康，而 AS 是一种炎症性自身免疫性疾病，慢性炎症和免疫功能失调在 AS 的形成中起重要作用。核转录因子 $\kappa$B（NF-$\kappa$B）的激活可促进多种细胞因子、趋化因子及黏附因子表达，从而引起一系列的炎症反应。白藜芦醇可通过作用于抑制性 $\kappa$B 激酶（IKK）来抑制 I$\kappa$B 的降解，从而抑制 NF-$\kappa$B 的激活来产生抗炎作用。此外，在体外炎症刺激的条件下，白藜芦醇可抑制促炎因子 TNF-$\alpha$、IL-1$\beta$ 及 IL-6 的分泌。前列腺素合成酶（COX）是 AA 合成前列腺素（PGs）如前列腺素 E2、D2 和血栓素 $A_2$（TXA$_2$）等物质的限速酶，而白藜芦醇可通过抑制 COX2 的活性来抑制前列腺素 E2 的合成。

### 3. 抗血小板聚集

血栓形成是心脑血管疾病的重要危险因素，血小板聚集在血栓形成中具有关键性的作用。二磷酸腺苷（ADP）是血小板聚集最重要的物质，尤其是从血小板中释放出来的内源性 ADP。细胞实验研究发现,白藜芦醇可呈浓度依赖性抑制凝血酶诱导的内源性的 ADP 和 ATP 的分泌。此外,$TXA_2$ 可使血小板内环磷酸腺苷(cAMP)减少,因而具有很强的聚集血小板的作用,白藜芦醇可表现出阿司匹林样作用,抑制前列腺素合成酶 1(COX1)的活性,使 $TXA_2$ 的生成减少从而发挥抗血小板聚集效应。

### 4. 舒张血管

NO 是内皮型一氧化氮合酶(eNOS)合成的一种血管扩张剂,它可激活血管平滑肌层鸟苷酸环化酶并促进其释放,从而发挥扩张血管的效应。白藜芦醇通过内皮依赖途径即白藜芦醇可通过影响 ERK/MAPK 信号通路激活内皮型 eNOS,从而诱导血管内皮释放 NO,最终引起血管舒张。

### 5. 调节脂质代谢

高密度脂蛋白(HDL)是心血管系统的保护因子之一。研究表明,白藜芦醇能降低 *ApoE*-KO 小鼠的总胆固醇和低密度脂蛋白水平,并增加 HDL 的水平。另外,一项通过对高脂喂养的 SD 大鼠的研究发现,与对照组比,白藜芦醇可通过调控 SIRT1 的表达和腺苷酸活化蛋白激酶的活性来促进脂肪酸的氧化并抑制脂肪生成,从而抑制肝脏脂肪的堆积。

## 参考文献

［1］ 中国营养学会.中国居民膳食营养素参考摄入量(2023 版).北京:人民卫生出版社,2023.

［2］ Carrizzo A, Puca A, Damato A, et al. Resveratrol improves vascular function in patients with hypertension and dyslipidemia by modulating NO metabolism[J]. Hypertension,2013,62(2):359-366.

［3］ Xia N, Daiber A, Habermeier A, et al. Resveratrol reverses endothelial nitric oxide synthase uncoupling in apolipoprotein E knockout mice[J]. J Pharmacol Exp Ther, 2010,335(1):149-154.

［4］ Kundu J K, Shin Y K, Kim S H, et al. Resveratrol inhibits phorbol ester-induced expression of COX-2 and activation of NF-kappaB in mouse skin by blocking IkappaB kinase activity[J]. Carcinogenesis,2006,27(7):1465-1474.

［5］ Martinez J, Moreno J J. Effect of resveratrol, a natural polyphenolic compound, on reactive oxygen species and prostaglandin production[J]. Biochem Pharmacol,2000,59(7):865-870.

［6］ Kaneider N C，Mosheimer B，Reinisch N，et al. Inhibition of thrombin-induced signa
ling by resveratrol and quercetin：effects on adenosine nucleotide metabolism in endo-
thelial cells and platelet－neutrophil interactions［J］. Thromb Res，2004，114（3）：
185-194.

［7］ Frémont L. Biological effects of resveratrol［J］. Life Sci,2000,66(8):663-673.

［8］ Nagaoka T，Hein T W，Yoshida A，et al. Resveratrol, a component of red wine，elicits
dilation of isolated porcine retinal arterioles：role of nitric oxide and potassium channels
［J］. Invest Ophthalmol Vis Sci,2007,48(9):4232-4239.

［9］ Do G M，Kwon E Y，Kim H J，et al. Long-term effects of resveratrol supplementation
on suppression of atherogenic lesion formation and cholesterol synthesis in apo E-defi-
cient mice［J］. Biochem Biophys Res Commun,2008,374(1):55-59.

［10］ Alberdi G，Rodríguez V M，Macarulla M T，et al. Hepatic lipid metabolic pathways
modified by resveratrol in rats fed an obesogenic diet［J］. Nutrition,2013,29（3）：
562-567.

## 4.4.8　姜酚

姜酚是姜辛辣味道的主要呈味物质，又称姜辣素，主要存在于姜的根茎中，呈黄色油状液体，味辣而苦。姜酚是由含有 β-羟基酮结构的烷基链同系物组成的酚类化合物，根据烷基链长短不同分为 6-姜酚、8-姜酚、10-姜酚、12-姜酚等，其结构式如图 4-13 所示。其中 6-姜酚含量较高，其他不同长度碳链的姜酚含量相对较低。姜酚的化学性质不稳定，往往会随着姜的储藏和加工过程而发生降解，这是因为其结构中的 α,β-不饱和酮键通过酮醛缩合反应转化为姜油酮和脂肪醛，或脱水生成烯醛。

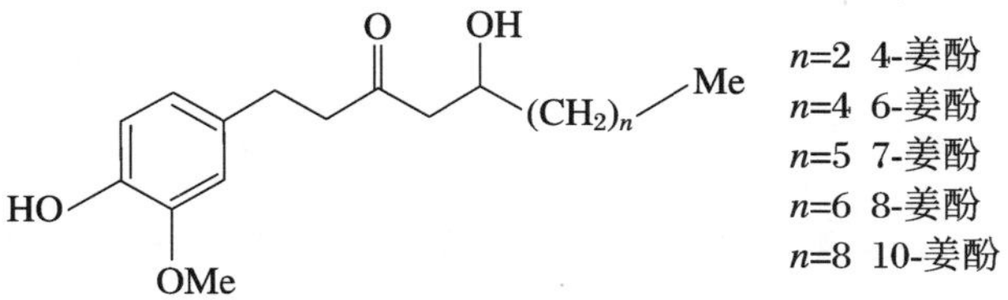

| | n=2 4-姜酚 |
| n=4 6-姜酚 |
| n=5 7-姜酚 |
| n=6 8-姜酚 |
| n=8 10-姜酚 |

图 4-13　姜酚的结构式

6-姜酚具有抗氧化、抗炎、抗风湿、抗凝、抗肿瘤、驱寒等多种生物活性，其中，姜酚的抗肿瘤作用引起人们广泛的关注。此外，姜酚能够调节血管舒缩、抗血小板、降血脂、抗动脉粥样硬化及保护心肌等作用，表明姜酚可用于防治心血管疾病。

## 姜酚的主要食物来源

姜酚作为生姜中的有效化学成分,与生姜的药用价值和作用方向有关。姜酚中各物质的含量,与不同炮制方法、不同姜的种类有关。在中药材质量标准方面,相关法典对生姜制品的姜辣素含量也有规定,如《中华人民共和国药典》2015 年版中规定:干姜中 6-姜辣素含量不能低于 0.60%,炮姜中 6-姜辣素含量不得少于 0.30%。对不同处理后的姜所含姜辣素的含量要求不同,是由于生姜在炮制过程中其成分会发生变化,如鲜姜中含大量的 6-姜酚,但干姜中不含 6-姜酚,这是由于 6-姜酚在高温或酸性条件下不稳定而生成 6-姜醇。

## 保护血管的作用机制

### 1. 舒张血管

姜酚及其脱水降解产物姜烯酚对血管舒缩功能有明显影响。NO 是最主要的内源性血管舒张因子之一。在血管内皮细胞中,NO 的合成依赖于一氧化氮合酶(NOS)酶类,特别是 eNOS。当血管内皮细胞受到刺激时(如细胞因子、血压变化等),eNOS 会被激活,催化 L-精氨酸转化为 NO 和 L-瓜氨酸。NO 随后通过扩散到平滑肌细胞中,与鸟苷酸环化酶(GC)结合从而激活 GC,增加环鸟苷酸(cGMP)的含量,导致平滑肌松弛,引起血管舒张。研究发现,6-姜酚可以通过产生 NO 刺激 GC 直接舒张血管。

### 2. 调节糖脂代谢

研究表明,6-姜酚能够显著降低空腹血糖,提高葡萄糖耐受性,同时能够降低甘油三酯(TG)、总胆固醇(TC)、游离脂肪酸(FFA)、低密度脂蛋白胆固醇(LDL-C)和血浆胰岛素的水平。

### 3. 抗炎与氧化应激

慢性炎症与心血管疾病的发生密切相关,一项研究表明,姜酚能够抑制促炎条件下肿瘤坏死因子-α(TNF-α)、白细胞介素-1β(IL-1β)、白细胞介素-6(IL-6)、环氧合酶-2(COX-2)和 NO 的产生从而达到抗炎效果。进一步的实验验证表明,6-姜酚能够增强 LKB1/STRAD/MO25 复合物的稳定性从而激活 LKB1/AMPK 级联通路达到清除活性氧(ROS)和抗炎效果。

## 参考文献

[1] Ghareib S A, El-Bassossy H M, Elberry A A, et al. 6-Gingerol alleviates exaggerated vasoconstriction in diabetic rat aorta through direct vasodilation and nitric oxide generation[J]. Drug Des Devel Ther,2015,9:6019-6026.

[2] Saanin S N, Wahyudianingsih R, Afni M, et al. In Suppression of pro-inflammatory cytokines and mediators production by ginger ( Zingiber officinale Roscoe) ethanolic extract and gingerol in lipopolysaccharide-induced RAW 264.7 murine macrophage cells,2021.

[3] Liu Y, Li D, Wang S, et al. 6-Gingerol ameliorates hepatic steatosis, inflammation and oxidative stress in high-fat diet-fed mice through activating LKB1/AMPK signaling[J]. Int J Mol Sci,2023,24(7):6285.

## 4.4.9 辣椒素

中国拥有灿烂悠久的饮食文化,经过长期演变而自成体系,具有鲜明的地方特色,尤以"八大菜系"为人熟知,其中,川菜起源于川渝地区,以麻辣鲜香为特色,让人提到"辣"字就能想到热辣滚烫的重庆火锅。辣椒作为生活中常用的调味品,因品种差异、成熟程度、气候条件和土壤性质等不同,在口感上也有很大差别。辣椒素是辣椒中的活性成分,也是辣味的来源,化学名为反式-8-甲基-N-香草基-6-壬烯酰胺,最初辣椒素被推测可能是辣椒为阻止草食动物的啃食或真菌寄生而产生的次级代谢产物。纯辣椒素是一种疏水性、无色、无味的晶体化合物,于 1876 年首次被分离,1919 年被确定结构,其结构式如图 4-14 所示。

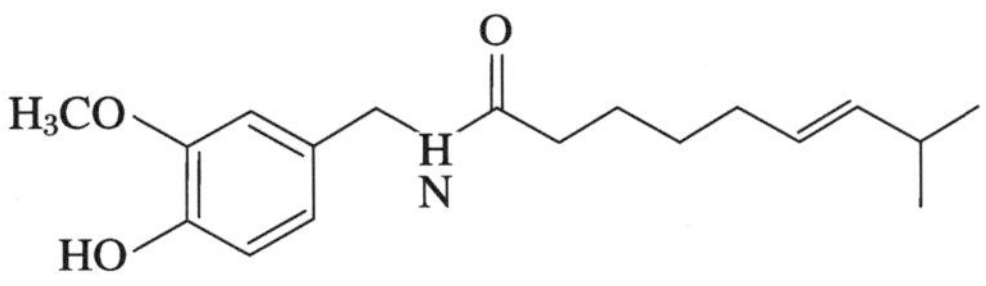

图 4-14 辣椒素的结构式

天然辣椒素是一种低毒害、无污染并且具有多种生物学功能的化合物，在日常生活中具有广泛应用。首先是用于调味品，辣椒粉、辣椒酱、咖喱以及火锅底料中都含有辣椒素，极大改善了菜肴的口感和风味；其次，利用辣椒素的刺激性作用，人们还可以将其添加入喷雾剂中用于紧急之时防身；此外，近年来人们发现辣椒素具有良好的镇痛和抗炎功效，它的镇痛作用可能是由于辣椒素通过激活神经机制来阻断疼痛信号。近年来，研究者发现辣椒素对于心血管健康也具有一定的保护作用。

## 辣椒素的主要食物来源

辣椒素是辣椒中的活性成分，也是辣味的来源。但由于辣椒品种及产地不同，辣椒素的含量差异较大。一般认为，比较辣的小米椒的辣椒素含量在 $2\sim4$ mg/g 之间。

## 膳食辣椒素的推荐摄入量

参考一项人体研究数据，2.56 mg 的辣椒素就有饱腹感，只相当于 $1\sim2$ g 干辣椒的量，而起到改善血糖代谢作用的 5 mg，相当于 $2\sim4$ g 干辣椒的量。其他研究显示高达 26.6 mg 的辣椒素（胶囊制剂）同样对代谢有调节作用，这个量还是很多的，相当于一次吃下 $10\sim20$ g 的辣椒粉。更有一些研究显示，辣椒素的摄入量高达 $90\sim250$ mg/d 的时候，反而有导致胃癌发生的风险。此外，一些研究显示摄入较少的量（1.25 mg）的辣椒素没有起到促进代谢的作用。不过，至少从现在的研究证据看来，适当吃辣，可能对预防脂肪肝有一定的益处。

## 保护血管健康的机制

### 1. 抑制肥胖

肥胖会升高血液甘油三酯（TG）、低密度脂蛋白（LDL）和游离脂肪酸（FFA），从而导致血管重塑、一氧化氮合酶（NOS）失调和动脉粥样硬化，是脑血管和心血管疾病的主要原因。

　　研究发现,短暂受体电位香草样通道(TRPV1)激活能够刺激 AMP 激活蛋白激酶(AMPK)活化,减少泡沫细胞的产生,辣椒素通过 TRPV1 激活和降低促炎细胞因子如肿瘤坏死因子 α(TNF-α)和白细胞介素 6(IL-6)增强热量产生、脂肪氧化和能量消耗,抑制脂肪的生成达到抗肥胖效果和限制动脉粥样硬化斑块的形成。

　　**2. 抗炎作用及调节血糖稳态**

　　辣椒素可以通过抑制肥胖中的脂肪组织炎症反应来抑制葡萄糖耐量。在体外实验中,辣椒素抑制肥胖小鼠脂肪组织和脂肪细胞中 IL-6 和 MCP-1 基因表达和蛋白质的释放。此外,膳食辣椒素可显著降低脂肪组织巨噬细胞和炎症性脂肪细胞因子(TNF-α、MCP-1、IL-6 和瘦素)的水平,与肥胖相关的炎症蛋白阻断胰岛素信号传导,使肥胖小鼠的空腹血糖水平正常化。

　　**3. 舒张血管**

　　心血管系统富含对辣椒素敏感的感觉神经,它们通过释放神经递质(如 CGRP 和 P 物质)在调节心血管功能方面发挥重要作用。CGRP 被认为是最强大的血管扩张剂之一,在生理和病理生理条件下对调节血压起着重要作用,辣椒素通过激活 TRPV1 刺激 CGRP 的释放,从而降低血压。此外,辣椒素对 TRPV1 的激活通过诱导氧化低密度脂蛋白(ox-LDL)处理的血管平滑肌细胞中的自噬来阻止泡沫细胞形成,并最终减缓动脉粥样硬化的进程。

　　**4. 减轻血管钙化**

　　辣椒素摄入后可激活 TRPV1,进而上调长寿蛋白 SIRT6,促进 HIF-1α 去乙酰化及降解,抑制血管平滑肌细胞成骨表型转化,发挥抗钙化作用。

## 临床证据

　　一项荟萃分析发现,爱吃辣的人可能寿命更长,死于心血管疾病、癌症等疾病的风险降低。与从不或很少吃辣的人相比,平时经常吃辣的人心血管疾病死亡风险降低了 17%,癌症死亡风险降低了 8%。辣椒素可以促进脂肪代谢、能量消耗增加并改善血糖,降低肥胖和代谢综合征风险,从而降低心血管疾病等死亡风险。

## 参考文献

[1] Thornton T，Mills D，Bliss E. Capsaicin：A Potential Treatment to Improve Cerebrovascular Function and Cognition in Obesity and Ageing[J]. Nutrients，2023，15(6).

[2] Kang J H，Kim C S，Han I S，et al. Capsaicin，a spicy component of hot peppers，modulates adipokine gene expression and protein release from obese-mouse adipose tissues and isolated adipocytes，and suppresses the inflammatory responses of adipose tissue macrophages[J]. FEBS Lett，2007，581(23)：4389-4396.

[3] Kang J H，Goto T，Han I S，et al. Dietary capsaicin reduces obesity-induced insulin resistance and hepatic steatosis in obese mice fed a high-fat diet[J]. Obesity（Silver Spring），2010，18(4)：780-787.

[4] Zhou F W，Li Y J，Deng H W. Early and delayed protection by capsaicin against reperfusion injury in rat hearts[J]. Zhongguo Yao Li Xue Bao，1999，20(10)：912-916.

[5] Li B H，Yin Y W，Liu Y，et al. TRPV1 activation impedes foam cell formation by inducing autophagy in oxLDL-treated vascular smooth muscle cells[J]. Cell Death Dis，2014，5(4)：e1182.

[6] Luo D，Li W，Xie C，et al. Capsaicin Attenuates Arterial Calcification Through Promoting SIRT6-Mediated Deacetylation and Degradation of Hif1α（Hypoxic-Inducible Factor-1 Alpha）[J]. Hypertension，2022，79(5)：906-917.

[7] Kaur M，Verma B R，Zhou L，et al. Association of pepper intake with all-cause and specific cause mortality-A systematic review and meta-analysis[J]. Am J Prev Cardiol，2022，9：100301.

## 4.4.10　尿石素 A

尿石素 A(UA)是存在于石榴以及其他水果和坚果中的多酚化合物鞣花单宁(ETs)的一种天然代谢产物。ETs 主要存在于石榴、草莓、核桃、红酒等食物中，经过肠道菌群的代谢作用方可产生 UA。天然尿石素在自然界中并不常见，但作为鞣花单宁的代谢产物却广泛分布于人、牛、猪等哺乳动物的尿液、粪便及胆汁中。ETs 分子结构中的羟基极性较大，不利于肠壁吸收，本身的生物利用度非常低。在上消化道中，ETs 被水解生成鞣花酸(EA)，再在肠道微生物加工下进行连续的脱羟反应得到 UA(图 4-15)。

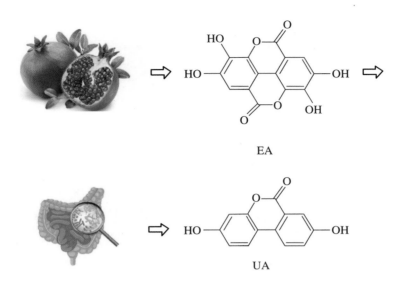

**图 4-15　尿石素 A 的结构及来源**

ETs 作为天然多酚化合物，具有抗氧化、抗炎、抗过敏及抗病毒等生物活性。研究发现，UA 可能是 ETs 在体内发挥生物作用的物质基础。UA 能够诱导线粒体自噬、抑制炎症、调节氧化应激等，对于延缓衰老及治疗心血管疾病也具有很大的作用。

## 尿石素 A 的主要食物来源

虽然我们不能直接从食物中获取 UA，但我们的肠道菌群会将某些食物中的植物化合物（或多酚）转化为 UA。其中，石榴、草莓、核桃、覆盆子和杏仁等食物中富含转化为 UA 的前体化合物 ETs，除了来源于以上食物，余甘子、诃子及五味子等中药中也存在 ETs。可以通过以上食物或药膳补充剂获取 UA。

需要注意的是，仅仅依靠摄入富含鞣花酸和鞣花单宁的水果来获取 UA 可能无法达到期许的作用效果。首先，研究中使用的 UA 剂量远远超过水果中的含量，这意味着仅仅通过摄入水果可能无法达到有效剂量水平。其次，有研究显示只有不到 40% 的人能够将鞣花酸和鞣花单宁代谢成足够的 UA 供人体使用，这也意味着并非每个人都能通过水果获取到足够的 UA。

## 保护血管健康的机制

### 1. 清除 ROS

ROS 在血管损伤中发挥重要作用，ROS 的过量产生会引发氧化应激和炎症反应导致血管内皮功能受损、血管壁增厚、血栓形成等情况。控制 ROS 的生成和清除对于预防和治疗血管损伤至关重要。UA 通过降低基质金属蛋白酶 1（MMP-1）的表达，激活与抗氧化反应相关的核因子 E2 相关因子 2（Nrf2）的通路从而减少细胞内的 ROS，对于预防血管疾病的发生具有潜在意义。此外，UA 可以改善心肌缺血再灌注损伤，通过调节 PI3K/AKT 通路，减少心肌梗死面积和细胞凋亡，同时增强心肌细胞的抗氧化能力。

### 2. 抗炎作用

心血管疾病（CVD）是多因素疾病，炎症能够增加 CVD 的发病风险。在一项实验中发现 UA 可降低高脂饮食（HFD）喂养的肥胖小鼠肝脏中炎症因子 IL-1$\beta$ 的水平。之后在链脲佐菌素诱导的糖尿病心肌病（DCM）大鼠模型中，通过 UA 治疗后进一步检测到损伤心肌功能的促炎细胞因子水平显著降低。由此可以看出，UA 在一定水平上能够抑制炎症因子的表达，抑制炎症对于血管内皮系统的损伤。在食用地中海饮食的实验中，亦能观察到较高的血浆 UA 水平与内皮功能的改善呈正相关。

### 3. 抗肥胖作用

肥胖，尤其是腹部肥胖，常导致身体对于胰岛素的敏感性降低形成胰岛素抵抗，胰岛素抵抗会促进血管内皮功能障碍影响血管张力和血液流动。同时肥胖常伴随着血脂异常，包括较高水平的甘油三酯（TG）和总胆固醇（TC），与慢性低度炎症状态有关，直接参与到动脉粥样硬化的过程中。研究发现 UA 具有减轻肥胖症状的潜力，作为多酚类物质经肠道代谢产物，能够减少肝脏细胞及脂肪细胞中 TG 的累积。UA 可以增加粪便中的脂肪排泄，调节与脂肪生成和脂肪酸氧化相关的基因，减少肝脏脂肪的积累及其氧化应激。同时，UA 可以通过增强棕色脂肪组织的生热作用和诱导白色脂肪的褐变来增加能量消耗达到减轻肥胖的效果。

## 参考文献

[1] Liu C F, Li X L, Zhang Z L, et al. Antiaging effects of urolithin A on replicative senescent human skin fibroblasts[J]. Rejuvenation Res,2019,22(3):191-200.

[2] Tang L, Mo Y, Li Y, et al. Urolithin A alleviates myocardial ischemia/reperfusion injury via PI3K/Akt pathway[J]. Biochem Biophys Res Commun,2017,486(3):774-780.

[3] Toney A M, Fan R, Xian Y, et al. Urolithin A, a gut metabolite, improves insulin sensitivity through augmentation of mitochondrial function and biogenesis[J]. Obesity (Silver Spring),2019,27(4):612-620.

[4] Savi M, Bocchi L, Mena P, et al. In vivo administration of urolithin A and B prevents the occurrence of cardiac dysfunction in streptozotocin-induced diabetic rats[J]. Cardiovasc Diabetol,2017,16(1):80.

[5] Meslier V, Laiola M, Roager H M, et al. Mediterranean diet intervention in overweight and obese subjects lowers plasma cholesterol and causes changes in the gut microbiome and metabolome independently of energy intake[J]. Gut,2020,69(7):1258-1268.

[6] Abdulrahman A O, Kuerban A, Alshehri Z A, et al. Urolithins attenuate multiple symptoms of obesity in rats fed on a high-fat diet[J]. Diabetes Metab Syndr Obes,2020,13:3337-3348.

[7] Xia B, Shi X C, Xie B C, et al. Urolithin A exerts antiobesity effects through enhancing adipose tissue thermogenesis in mice[J]. PLoS Biol,2020,18(3):e3000688.

# 4.5 萜 类

## 4.5.1 番茄红素

番茄红素是一种类胡萝卜素,分子中无环状结构,结构式如图 4-16 所示。它是深红色针状结晶,易溶于氯仿、苯等,可溶于乙醚、丙酮,难溶于水、甲醇、乙醇。番茄红素稳定性很差,易受到光、氧、热、酸、金属离子的影响,遇铁变成褐色。番茄红素作为番茄、西瓜、葡萄柚、木瓜中天然存在的色素,已广泛用作食品添加剂,也越来越多地应用于药品、化妆品中。

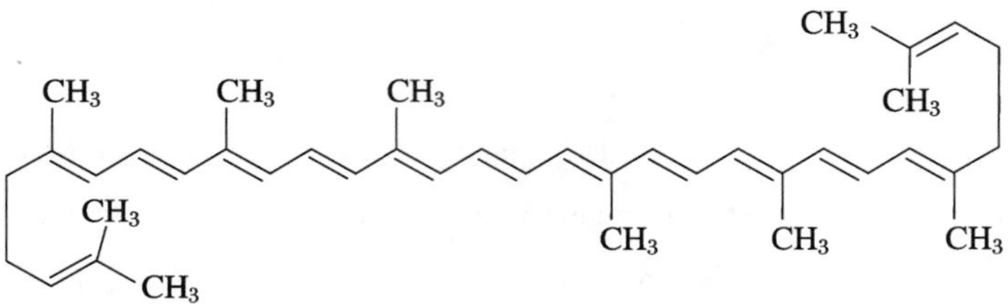

**图 4-16  番茄红素的结构式**

番茄红素是所有类胡萝卜素中体外最有效的自由基清除剂。由于其化学结构所带来的抗氧化特性，它可以保护 DNA、脂质和其他大分子。几十年来的体内体外研究结果表明，番茄红素具有抗氧化、抗炎、抗癌、保护心脏等特性。此外，其可保护皮肤免受紫外线的伤害，也能提高人体免疫力。

## 番茄红素的主要食物来源

人不能自行合成番茄红素，必须从外界摄入。番茄红素主要分布于番茄、西瓜、葡萄柚、番石榴等食物中，其含量会随着番茄的成熟程度而改变。具体含量参考表 4-14。

**表 4-14  常见代表性食物及其番茄红素含量**

（单位：mg/100 g 可食部分）

| 食物名称 | 番茄红素含量 | 食物名称 | 番茄红素含量 |
|---|---|---|---|
| 番茄酱 | 29.30 | 番茄(熟) | 4.40 |
| 番茄汤料 | 10.90 | 番茄(生) | 2.57 |
| 番茄汁 | 9.30 | 葡萄柚 | 1.42 |
| 番石榴 | 5.20 | 紫甘蓝 | 0.02 |
| 西瓜 | 4.53 | | |

## 膳食番茄红素摄入量与特定建议值

我国居民与欧美国家番茄红素摄入量差异较大,美国成年女性的摄入量为 8.80 mg/d,男性为 9.10 mg/d,我国成年人每日摄入水平为 0.36～2.42 mg。研究证明当番茄红素摄入量高于 15 mg/d 时,低血压和心血管疾病发生的风险下降,故我国修订番茄红素特定建议值为 15 mg/d。据报道,长期大剂量摄入番茄红素可能引发番茄红素血症,但停止摄入后皮肤橙染的症状消失,美国食品与营养委员会认为这是可逆的无害效应。

## 保护血管健康的机制

### 1. 抗氧化作用

机体在清除老化细胞或受到刺激时,若活性氧(ROS)或其他高活性分子产生过多,即会导致氧化应激,损伤组织。氧化应激增加被认为是心血管疾病的主要因素,它会导致心肌梗死和心力衰竭等,过量的 ROS 还会引发动脉高血压以及诱导动脉粥样硬化斑块的形成。

番茄红素作为一种生物活性膳食化合物,它是直链高度不饱和化合物,由于具有与高活性分子的高反应性,可以减少活性氧水平,被认为是食品中最强的抗氧化剂之一。此外,番茄红素也能升高动物体内抗氧化酶的活性。

### 2. 降低低密度脂蛋白胆固醇水平

高血脂,包括胆固醇和甘油三酯是构成心血管疾病的主要风险。动脉壁上低密度脂蛋白胆固醇(LDL-C)的积累会加速心脏动脉粥样硬化病变的进展。目前常用他汀类药物来降低 LDL-C,但其存在不耐受现象。

蛋白酶 PCSK-9 能与低密度脂蛋白受体(LDL-R)结合,加速后者的降解而升高 LDL-C 的水平。番茄红素可以降低 PCSK-9 的亲和力,增加 LDL-R 含量和活性,消除体内 LDL-C,最终降低高胆固醇血症风险。

### 3. 抗炎作用

炎症是机体对于外界不利因素作出的一种防御反应,但过度或长期的炎症反应会导致疾病的发生和发展,如心血管疾病。炎症可以引发炎症细胞的聚集、促炎因子的释放而导致动脉粥样硬化的发生,也能促进斑块的破裂而导致心肌梗死等。

番茄红素在抑制炎症反应方面非常重要。NF-$\kappa$B 是重要的转录调节因子,它的活化可诱导基因表达和细胞因子产生来参与炎症反应。番茄红素可抑制 NF-$\kappa$B 的激活,减少细胞内黏附分子-1(参与炎症反应和免疫介导疾病相关的病理过程)的表达,抑制单核细胞对内皮的黏附作用,起到预防心血管疾病的作用。

## 临床证据

(1) 在一个包含 14 项符合条件的临床试验的荟萃分析中,其中 6 项在欧洲国家进行,6 项在美国,另外 2 项分别在哥斯达黎加和日本,一共 179 831 名个体和 7 653 例心血管疾病病例被纳入研究。结果表明番茄红素摄入量最高百分数组($>$15 mg/d)相比最低百分数组($<$3 mg/d)的心血管疾病风险降低了 17%,即体内番茄红素水平与该疾病风险呈负相关。

(2) 在一项双盲、随机对照试验中,61 名高血压患者被随机分配至番茄营养复合物(TNC)5 mg、15 mg、30 mg、合成番茄红素 15 mg 和安慰剂组。结果显示使用标准化为 15 mg 或 30 mg 番茄红素的 TNC 进行治疗与高血压患者收缩压的显著降低有关,但低剂量的 TNC 或单纯合成番茄红素摄入不产生该效果。

### 参考文献

[1] 中国营养学会. 中国居民膳食营养素参考摄入量(2023 版)[M].北京:人民卫生出版社,2023.

[2] Böhm V. Lycopene and heart health[J]. Mol Nutr Food Res,2012,56(2):296-303.

[3] Sultan Alvi S, Ansari I A, Khan I, et al. Potential role of lycopene in targeting proprotein convertase subtilisin/kexin type-9 to combat hypercholesterolemia[J]. Free Radic Biol Med,2017,108:394-403.

[4] Hung C F, Huang T F, Chen B H, et al. Lycopene inhibits TNF-alpha-induced endothelial ICAM-1 expression and monocyte-endothelial adhesion[J]. Eur J Pharmacol,2008, 586(1-3):275-282.

[5] Gori T, Burstein J M, Ahmed S, et al. Folic acid prevents nitroglycerin-induced nitric

oxide synthase dysfunction and nitrate tolerance：a human in vivo study[J]. Circulation，2001，104(10)：1119-1123.

[6]　Wolak T，Sharoni Y，Levy J，et al. Effect of tomato nutrient complex on blood pressure：a double blind，randomized dose-response study[J]. Nutrients，2019，11(5)：950.

## 4.5.2　叶黄素

叶黄素是一类含氧类胡萝卜素,其分子由两侧的六元碳环和中间的多聚烯链组成,结构式如图 4-17 所示。叶黄素首次发现于胡萝卜,后来发现其是视网膜黄斑区的主要成分。它是脂溶性化合物,易溶于苯、醚类、二氯甲烷等有机溶剂,由于叶黄素大部分为不饱和结构,导致其水溶性及稳定性差,易受热和紫外线影响,极易降解失活。叶黄素是一种天然植物色素,已广泛应用于食品、药品与化妆品行业。有 1 g 叶黄素等于 1 g 黄金价值之说,故叶黄素也被称为"植物黄金"。

叶黄素具有多重生物活性,其在 20 世纪中期就被研究用于干预老年性黄斑变性,研究表明其可以增加视网膜黄斑区色素密度,改善视觉功能。叶黄素还具有抗氧化、抑制炎症、抑制肿瘤细胞增殖分化、调节脂质代谢等作用,可以应用于肥胖、心血管疾病、癌症、糖尿病等疾病的预防。

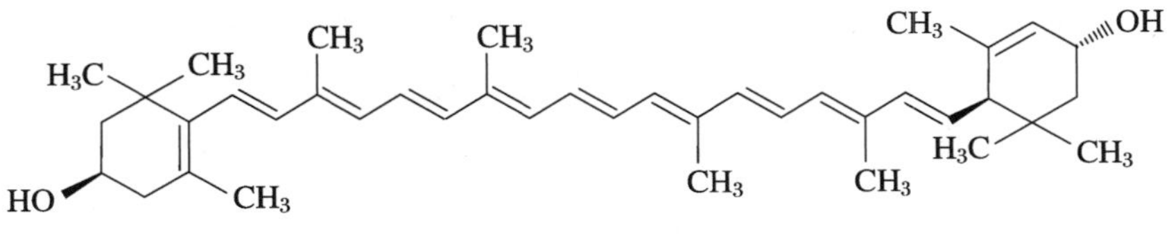

图 4-17　叶黄素的结构式

### 叶黄素的主要食物来源

人体不能合成叶黄素,故必须从食物中摄取以满足自身需求。叶黄素主要分布于蔬菜中,特别的是,叶黄素虽属于类胡萝卜素,但胡萝卜不是叶黄素的最好来源。韭菜、菠菜等蔬菜为叶黄素的主要来源,且蔬菜的绿色越深,叶黄素含量通常越高。此外,橘子、木瓜等橙色水果也有一定的叶黄素(具体含量参考表 4-15)。

表 4-15 常见代表性食物及其叶黄素含量

（单位：mg/100 g 可食部分）

| 食物名称 | 叶黄素含量 | 食物名称 | 叶黄素含量 |
| --- | --- | --- | --- |
| 韭菜 | 18.23 | 豌豆苗 | 3.21 |
| 苋菜 | 14.45 | 油麦菜 | 2.54 |
| 菠菜 | 6.89 | 蒜黄 | 1.65 |
| 小白菜 | 6.70 | 黄瓜 | 1.59 |
| 生菜 | 3.82 | 胡萝卜 | 0.81 |
| 西蓝花 | 3.51 | 鸡蛋黄 | 0.79 |
| 开心果 | 3.34 | 橘子 | 0.12 |

## 膳食叶黄素的摄入量与特定建议值

叶黄素含量受植物品种、季节和地域等因素影响较大。欧美成年人叶黄素摄入量为 880～3 250 μg/d，中国居民为 2 130～11 298 μg/d，中国居民叶黄素摄入量偏高可能是因为我国传统水煮烹饪方式更有利于食物中叶黄素释放出来。基于现有研究结果，我国成人叶黄素改善视觉功能、预防心血管疾病的特定建议值为 10 mg/d。目前叶黄素的干预试验最高摄入剂量为 60 mg/d，并且没有毒副作用出现，故叶黄素的可耐受最高摄入量设定为 60 mg/d。

## 保护血管健康的机制

### 1. 抗氧化应激作用

氧化应激是动脉粥样硬化相关的内皮损伤和炎症的重要因素。故抑制体内高活性分子如活性氧的产生、加速自由基清除、降低氧化应激水平也是预防和治疗动脉粥样硬化疾病的策略。

高同型半胱氨酸血症（HHcy）是心血管病、脑血管疾病的独立危险因素。HHcy 能降低体内血管舒张剂一氧化氮的水平，增加强效血管收缩剂内皮素-1 的水平,导致血管内皮功能障碍。但叶黄素的摄入可以逆转这些水平,抑制 HHcy 介导的氧化应激并下调相关炎症物质的表达。

### 2. 降低血清有害补体因子水平

补体因子 C3 是由肝脏合成的一种血清蛋白,在转化酶作用下裂解为 C3a 和 C3b 两个片段,可介导免疫应答和炎症反应。研究发现具有动脉粥样硬化病史的人血液中补体因子 C3 和 C3a 的浓度高于无动脉粥样硬化病史的个体。

C3 可以通过旁路途径形成膜攻击复合物,在膜上形成一个可以杀死宿主细胞的孔。叶黄素能降低血浆补体因子的水平,包括膜攻击复合物。因此,叶黄素可以使组织免于损伤,防止血液中有害补体因子的激活,从而保护心脏健康。

### 3. 改善内皮功能

血管内皮细胞有较强的修复能力,但在心血管危险因素的持续作用下,其对血管保护作用减弱或消失,导致内皮细胞功能紊乱,最终促进高血压、心衰、动脉粥样硬化和冠心病等心血管疾病的发生与发展。

血管舒张剂和血管收缩剂能调节内皮功能。血管舒张剂一氧化氮的缺乏会导致全身血管收缩和高血压的发生。叶黄素能通过改善一氧化氮的合成和增强机体抗氧化性能等多种途径预防高血压。

临床证据

关于叶黄素摄入量与心血管疾病发病风险的研究显示,每天补充 10～20 mg 叶黄素 3 个月,可有效降低健康志愿者的血清 C 反应蛋白水平;补充 10～60 mg/d 一年可降低动脉粥样硬化患者的颈动脉内膜厚度及炎症反应程度。众多关于叶黄素与眼部疾病、心血管疾病的 RCT 研究及荟萃分析提示叶黄素改善视觉功能、预防心血管的特定建议值为 10 mg/d。

## 参考文献

[1] Wang S, Wang M, Zhang S, et al. Oxidative stress in rats with hyperhomo-cysteinemia and intervention effect of lutein[J]. Eur Rev Med Pharmacol Sci,2014,18(3):359-364.

[2] Howard A N, Thurnham D I. Lutein and atherosclerosis: belfast versus toulouse revisited [J]. Med Hypotheses,2017,98:63-68.

［3］ Sung J H，Jo Y S，Kim S J，et al. Effect of lutein on L-NAME-induced hypertensive rats ［J］. Korean J Physiol Pharmacol，2013，17（4）：339-345.

［4］ Zou Z，Xu X，Huang Y，et al. High serum level of lutein may be protective against early atherosclerosis：the Beijing atherosclerosis study［J］. Atherosclerosis，2011，219（2）：789-793.

［5］ 刘洋，陈明骏，宋翔，等.叶黄素对颈动脉粥样硬化斑块炎性反应程度的影响［J］.食品科学，2018，39（9）：170-175.

## 4.5.3 植物甾醇

植物甾醇是植物中天然存在、以甾核为骨架的一类化合物,其结构与胆固醇仅在侧链上不同,常见植物甾醇的结式如图 4-18 所示。植物甾醇纯品为片状或粉末状白色固体,无味无臭,不溶于水,溶于氯仿、正己烷、环己酮等。植物甾醇既具有

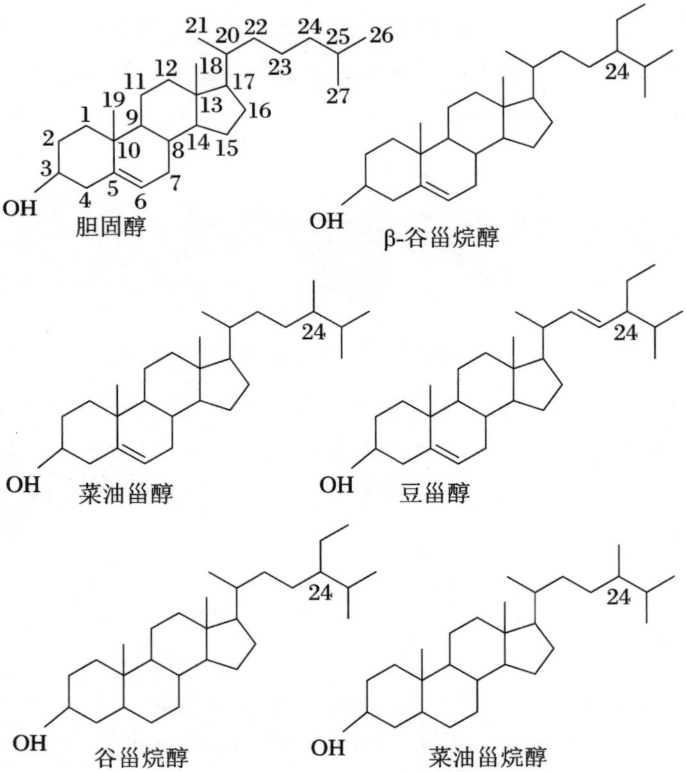

**图 4-18　胆固醇与常见植物甾醇的结构式**

疏水性又具有亲水性,导致其表现出一定的乳化性。人体对不同植物甾醇的吸收率不同,但总的来说吸收率很低,健康成人对植物甾醇的吸收率通常小于食物中含量的5%。

植物甾醇作为一种重要的天然甾体,具有多种生物学性能。早期发现植物甾醇能降低高胆固醇饲喂的鸡的血脂。目前大量研究表明植物甾醇能降低人血清胆固醇水平、改善妊娠期妇女血糖代谢、降低消化道肿瘤发生风险、改善男性前列腺肥大等。许多国家已批准将其添加进食品中。

## 植物甾醇的主要食物来源

植物甾醇广泛分布于植物的根、茎、叶、果实和种子中。植物油类、豆类和谷类为主要食物来源,其在蔬菜、水果中含量较少(具体含量参考表4-16)。

**表4-16　常见代表性食物及植物甾醇含量**

（单位:mg/100 g可食部分）

| 食物名称 | 植物甾醇含量 | 食物名称 | 植物甾醇含量 |
| --- | --- | --- | --- |
| 玉米胚芽油 | 1 032.07 | 黄豆 | 114.54 |
| 橄榄油 | 312.02 | 大白芸豆 | 33.01 |
| 大豆油 | 307.34 | 胡萝卜 | 19.29 |
| 花生油 | 245.12 | 豆角 | 14.59 |
| 全麦粉 | 85.49 | 大白菜 | 12.79 |
| 小米 | 76.14 | 红富士苹果 | 8.70 |
| 紫米 | 73.32 | | |

## 植物甾醇的膳食摄入量与特定建议值

西班牙成年人的植物甾醇平均摄入量为375 mg/d,荷兰为285 mg/d,我国居民的平均摄入量为392.3 mg/d。现已有多个国家如美国、澳大利亚、新西兰、中国等批准了植物甾醇在食品中的使用,我国批准的植物甾醇食用量≤2.4 g/d,可用于除婴幼儿食品外的各类食品。根据植物甾醇有效降低血清总胆固醇和低密度脂蛋白胆固醇的最低值，我国居民植物甾醇的特定建议值为 0.8 g/d。过量摄入植物甾醇未发现对人体产生危害和毒性。

## 保护血管健康的机制

### 1. 降低胆固醇肠道吸收

众多研究表明 LDL-C 是以动脉粥样硬化为主的心血管疾病的致病性危险因素之一，LDL-C 水平的升高与冠心病和心肌梗死风险增加之间存在正比关系。因此，降低 LDL-C 在体内的含量可能在预防和治疗心血管疾病具有推动作用。

植物甾醇通过多种途径降低血清胆固醇水平。例如，植物甾醇与胆固醇结构高度相似性作为主要机制。植物甾醇比胆固醇疏水性更强，故能竞争性抑制胆固醇与小肠腔中胆汁酸微团的结合，将胆汁酸微团中的胆固醇置换出来，进而减少了人体对胆固醇的吸收。

### 2. 促进胆固醇的清除

降低体内胆固醇的水平不仅可以通过抑制它的吸收，也可以通过加速它的清除而实现。植物甾醇能促进胆固醇转化为胆汁酸，从而促进胆固醇排泄来降低胆固醇水平。

### 3. 影响胆固醇的内源合成

当胆固醇的吸收减少，转录因子 SREBP2 识别到后就会上调胆固醇的生物合成。但由于植物甾醇与胆固醇结构类似，导致 SREBP2 误认为血胆固醇含量充足，进而干扰胆固醇内源合成途径中 HMG-CoA 还原酶的作用。HMG-CoA 还原酶作为胆固醇合成过程的限速酶，其活性受到抑制后胆固醇合成大大减少。

## 临床证据

（1）在一项包含 17 项随机对照临床试验的荟萃分析中，共 376 名患有家族性高胆固醇血症的志愿者被纳入研究。研究表明通过在低脂饮食中增加植物甾醇摄入量能降低家族性高胆固醇血症患者的血清总胆固醇和低密度脂蛋白胆固醇水平。考虑到植物甾醇降低胆固醇水平的有益作用,推荐家族性高胆固醇血症患者适当补充。

(2) 在一项随机对照的交叉临床试验中,28 名血脂异常的儿童被随机分配至对照组和干预组。干预组服用富含植物甾醇(1.2 g/d)的牛奶,对照组服用同样体积的脱脂牛奶,持续服用 8 周。研究表明与脱脂牛奶组相比,富含植物甾醇的牛奶组的总胆固醇和低密度脂蛋白胆固醇含量显著降低,分别降低了 5.9%和 10.2%,没有严重不良反应的发生。表明植物甾醇能有效且安全地治疗儿童血脂异常。

## 参考文献

[1] 中国营养学会. 中国居民膳食营养素参考摄入量(2023 版)[M].北京:人民卫生出版社,2023.

[2] Poli A, Marangoni F, Corsini A, et al. Phytosterols, cholesterol control, and cardiovascular disease[J]. Nutrients,2021,13(8):2810.

[3] Salen G, Ahrens EH Jr, Grundy S M. Metabolism of beta-sitosterol in man[J]. J Clin Invest,1970,49(5):952-967.

[4] Yang C, Yu L, Li W, et al. Disruption of cholesterol homeostasis by plant sterols[J]. J Clin Invest,2004,114(6):813-822.

[5] Barkas F, Nomikos T, Liberopoulos E, et al. Diet and cardiovascular disease risk among individuals with familial hypercholesterolemia: systematic review and meta-analysis[J]. Nutrients,2020,12(8):2436.

[6] Scolaro B, Andrade L F S, Castro I A. Cardiovascular disease prevention: the earlier the better? A review of plant sterol metabolism and implications of childhood supplementation[J]. Int J Mol Sci,2019,21(1):128.

## 4.5.4 虾青素

虾青素是一种酮式类胡萝卜素,其结构式如图 4-19 所示。它最初从虾、蟹等水产品中提取得到,后确定是一种与虾红素有密切关系的类胡萝卜素,故命名为虾青素。它是红色固体粉末,具脂溶性,不溶于水,可溶于有机溶剂。虾青素稳定性不高,易氧化、见光易分解。它广泛存在于水生动物如虾、蟹、鱼和鸟类的羽毛中,起显色的作用。

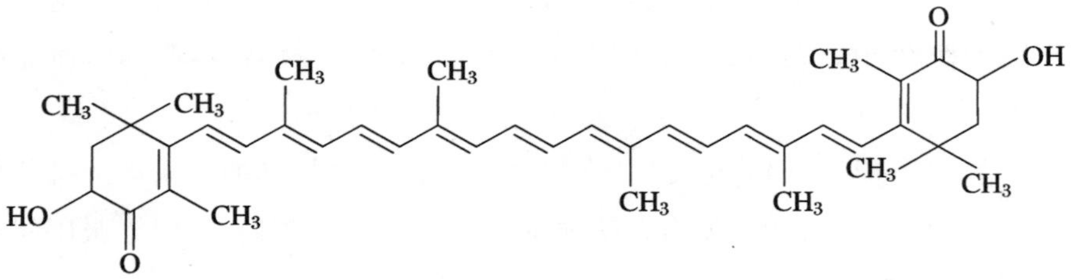

**图 4-19　虾青素的结构式**

虾青素作为一种非维生素 A 原的类胡萝卜素,在动物体内不能转变为维生素 A,但具有与类胡萝卜素相同的抗氧化作用,它淬灭单线态氧和捕捉自由基的能力比维生素 E 强 100 多倍,被称为"超级维生素 E"。同时,它有抑制肿瘤发生、增强免疫力等作用,对紫外线引起的皮肤癌有很好的治疗效果,对糖尿病引起的眼病也有防治作用,在保健品、医药、化妆品、食品添加剂等方面具有广阔的应用前景。

## 虾青素的主要食物来源

虾青素广泛存在于鲑鱼、虾、蟹、观赏鱼和鱼卵中,以及植物叶、花和水果中。绝大多数海产甲壳类动物和鱼类都含有虾青素,但都是通过食物链从海洋微藻、浮游动植物中获得的。以下四种食物虾青素含量较高:虾,每 1000 g 约含有 80 mg 虾青素;螃蟹,每 1000 g 约含有 90 mg 虾青素;牡蛎,每 1000 g 约含有低于 10 mg 虾青素;三文鱼,每 1000 g 含有 80~90 mg 虾青素。

## 虾青素的建议用量

虾青素的日常保健量为 4~12 mg/d。达到不同的保健效果服用剂量是不同的:日常保健建议 4~12 mg/d;有相关疾病 8~24 mg/d;抗疲劳需要 8~10 mg/d;作为降血糖用需要 10~15 mg/d,一般 2~4 周会有明显效果;糖尿病患者用量建议为 20~25 mg/d。按照欧盟和美国 FDA 的执行标准,建议每日摄入虾青素不超过 6~20 mg。其余功效的具体用量参考表 4-17。

表 4-17　虾青素的建议用量表

| 用　途 | 建议用量 | 用　途 | 建议用量 |
|---|---|---|---|
| 抗氧化 | 4～8 mg/d | 口服美容、改善皮肤 | 2～4 mg/d |
| 心血管健康 | 8～12 mg/d | 口服防晒 | 4～8 mg/d |
| 关节炎 | 8～12 mg/d | 强化免疫系统 | 2～4 mg/d |
| 大脑和中枢神经系统健康 | 8～12 mg/d | 增强活力和耐力 | 4～8 mg/d |
| 眼睛健康 | 4～8 mg/d | 肌腱炎或腕管综合征 | 4～12 mg/d |
| 无征兆炎症 | 4～12 mg/d | | |

## 保护血管健康的机制

### 1. 抗氧化作用

氧化应激是除高脂血症、家族史、吸烟和高血压等传统危险因素外的已确立的心血管危险因素。抗氧化剂的摄入及其血浆水平与心血管事件减少之间存在关联，这支持了氧化应激作为一种机制参与动脉粥样硬化引起的血管疾病的发展。

虾青素对脂质具有保护作用。低密度脂蛋白是一种运载胆固醇进入外周组织细胞的脂蛋白颗粒，当它被氧化并过量积累后，其携带的胆固醇会沉积在动脉壁并引起动脉硬化。虾青素能延长低密度脂蛋白被氧化的时间，进而抑制脂质过氧化，降低动脉粥样硬化的发生风险。此外，它还可以保护细胞及 DNA 免受氧化反应的伤害，保护细胞内的蛋白质，使细胞有效进行新陈代谢，细胞内蛋白质更好地发挥功能。

### 2. 抗炎作用

炎症反应是广义的，平日看到的炎症反应是以感染性炎症反应为主，表现为红肿热痛等。但血管内皮的炎症我们是看不到的，它在动脉粥样硬化和血栓形成的过程中发挥关键作用，它是形成血管斑块的一个主要原因，或者说是导致心脑血管疾病的一个主要原因。故抑制炎症反应可能作为预防和延缓心血管疾病的一种途径。

虾青素的抗炎活性主要归因于其减少氧化应激的作用。例如虾青素能激活 Nrf2 通路。Nrf2 是一种关键转录因子,可以抑制巨噬细胞中与炎症反应相关的信号通路,也可以降低细胞内自由基水平并抑制巨噬细胞中的促炎症信号,控制炎症反应,保护血管内皮细胞与心肌细胞。多项动物实验与临床试验均表明虾青素能显著抑制促炎细胞因子的产生。

### 3. 降血压作用

　　根据流行病学研究,血压水平与心血管疾病发病风险之间存在显著的正相关关系,且不论是否有过心血管疾病史,降压药物治疗均可有效降低成年人心血管不良事件发生风险。

　　一氧化氮和氧化应激的相关机制是虾青素的抗高血压作用。一氧化氮是一种对人体有多种益处的气体,它可以维护心血管的畅通,舒张血管,防止高血压的发生。虾青素能增强一氧化氮水平,从而诱导大鼠主动脉血管扩张,降低冠状动脉血管壁/腔的比值,减少主动脉弹性蛋白的增加进而降低血压。

## 临床证据

　　(1) 在一项双盲、随机对照试验中,61 名高甘油三酯血症患者被随机分配服用 6 mg/d、12 mg/d、18 mg/d 的虾青素或安慰剂。在持续服用虾青素 12 周后,试验结果表明虾青素能降低人体内甘油三酯(人体内含量最多的脂类)的含量,显著增加高密度脂蛋白胆固醇含量(可以将血管内的胆固醇转运到肝脏分解代谢,减少胆固醇在血管内壁的沉积,起到抗动脉粥样硬化的作用)。

　　(2) 在一项双盲、随机对照试验中,23 名超重和肥胖志愿者被随机分配服用 5 mg/d 或 20 mg/d 的虾青素,持续服用 3 周。结果显示给药后丙二醛和异前列腺素水平显著下降(氧化应激指标),超氧化物歧化酶(一种能清除人体新陈代谢过程中有害物质的蛋白质)和总抗氧化能力显著升高,即虾青素能通过抑制脂质过氧化和抗氧化活性来改善氧化应激生物标志物。

## 参考文献

[1] Fassett R G, Coombes J S. Astaxanthin in cardiovascular health and disease[J]. Molecules,2012,17(2):2030-2048.

［2］Chang M X，Xiong F. Astaxanthin and its effects in inflammatory responses and inflam-mation-associated diseases：recent advances and future directions[J]. Molecules,2020,25(22):5342.

［3］夏栩如,曲雪峰,王茵.虾青素预防心血管疾病作用的研究进展[J].食品安全质量检测学报,2018,9(9):1989-1997.

［4］Yoshida H，Yanai H，Ito K，et al. Administration of natural astaxanthin increases serum HDL-cholesterol and adiponectin in subjects with mild hyperlipidemia[J]. Atherosclero-sis,2010,209(2):520-523.

［5］Choi H D，Kim J H，Chang M J，et al. Effects of astaxanthin on oxidative stress in over-weight and obese adults[J]. Phytother Res,2011,25(12):1813-1818.

# 4.6　含硫化合物和醌类

## 4.6.1　萝卜硫素

萝卜硫素(SFN)是一种异硫氰酸盐,由硫代葡萄糖苷经过植物体内的酶水解所得,是一种天然的有机硫抗氧化剂。萝卜硫素是自西兰花属植物中提取的生物活性物质,在常温条件下呈液态,一般为黄色或无色,极易溶于有机溶剂,在高温和碱性条件下易被分解。萝卜硫素不但具有很强的抗癌活力,还具有很强的抗氧化能力、诱导细胞凋亡、调节炎性介质等生物学效应。萝卜硫素的结构式如图 4-20所示。

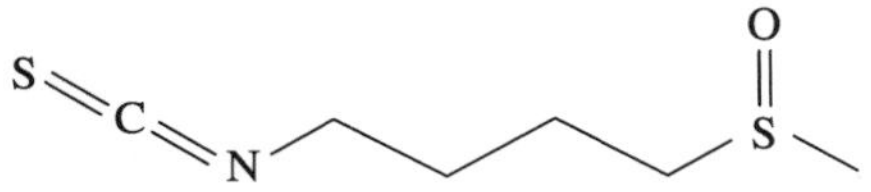

**图 4-20　萝卜硫素的结构式**

萝卜硫素已被研究用于多种疾病,包括呼吸系统、消化系统、肿瘤等。尤其是在抗肿瘤研究中,萝卜硫素能够表现出在多种癌症类型中的有效化学增敏能力。它通过调节细胞信号通路和关键基因、蛋白质和酶的表达和活性来增强癌细胞对化疗药物的敏感性,并与常规化疗药物联合使用时协同抑制癌细胞增殖、侵袭、迁移和转移,同时增强癌细胞凋亡。成为抗肿瘤的一个明星分子。

此外,由于其强大的抗氧化和抗炎效果,其潜在的心脏保护作用和炎症干预机制使其有益于心血管健康。从机制上来说,它可以通过表观遗传修饰,激活 Nrf2,来预防心血管疾病,成为保护心血管类疾病的新型饮食干预疗法。

## 萝卜硫素的主要食物来源

萝卜硫素是十字花科(也称为芥菜科)蔬菜所特有的,广泛存在于西兰花、羽衣甘蓝、花椰菜、萝卜、卷心菜等蔬菜中。9 种十字花科蔬菜中芸薹属蔬菜萝卜硫素含量大于萝卜属。芸薹属中青花椰菜萝卜硫素含量最高为 480 $\mu g/g$,花椰菜中含量最低为 35.2 $\mu g/g$,萝卜属中胡萝卜的萝卜硫素含量最高为 80.9 $\mu g/g$,白萝卜中含量最低为 19.8 $\mu g/g$。

## 膳食萝卜硫素的参考摄入量

人体膳食萝卜硫素的摄入主要来自十字花科蔬菜,不同国家不同地区的十字花科摄入量都有所不同。一项荟萃分析表明,摄入量为每周 100 mg~1 g 萝卜硫素的人群往往得癌症的风险减少。针对代谢疾病的现有研究证据,为降低 T2DM 及脂肪肝发病风险,制定 SFN 降低血糖和甘油三酯水平的特定建议值(SPL)为 30 mg/d。

## 保护血管健康的机制

### 1. 抗氧化

氧化应激在血管疾病的病理生理学中起主要作用,活性氧(ROS)引起的高水平氧化应激被认为是导致心脏收缩和血管内皮功能障碍、心肌细胞凋亡和坏死以及动脉粥样硬化的原因。Nrf2 是一种转录因子,通过诱导 100 多种细胞保护蛋白(包括抗氧化剂和 II 期解毒酶)防御氧化应激和亲电性毒物。萝卜硫素作为一种抗氧化剂,能够激活 Nrf2 通路刺激细胞内抗氧化剂和Ⅱ期解毒酶的产生来平衡细胞氧化还原环境、改变细胞代谢。

### 2. 抗炎作用

炎症涉及免疫细胞在动脉壁的激活,T 细胞、B 细胞、树突状细胞、中性粒细胞和单核细胞等多种免疫细胞通过产生炎症性细胞因子和其他分子参与炎症过程。在血管壁斑块破裂导致血栓形成的过程中,炎症起到了重要作用。炎症可通过诱导胶原蛋白的降解,导致斑块的不稳定性,从而增加斑块破裂的风险。目前来看,炎症已成为心血管疾病防治的一个重要靶点。在炎症过程中,NF-κB 信号通路的激活起着重要作用。当细胞受到炎症刺激时,一系列信号分子会激活 NF-κB 通路,导致 NF-κB 核转位并调控一系列促炎基因的表达,如炎性介质、趋化因子等。这些促炎基因的表达进一步激活炎症反应,并引发炎症相关的病理过程。实验表明,萝卜硫素可抑制 NF-κB 的活化来抑制炎症因子的表达。

### 3. 抑制脂肪生成

过多的脂肪在体内堆积会导致肥胖,肥胖者通常伴随着高胆固醇、高血压和高血糖等代谢异常,这些因素都是导致动脉粥样硬化和其他血管疾病的危险因素。过氧化物酶体增殖物激活受体 γ(PPARγ)是脂肪生成和脂肪组织发育的关键调控因子,在糖脂代谢、炎性反应和免疫反应等多种生物学过程中也发挥重要作用。萝卜硫素能抑制 PPARγ 的表达,调节能量代谢,与 Nrf2 及 NF-κB 的抗氧化和抗炎作用协同改善心血管疾病及其并发症。此外,一项对照实验表明通过 SFN 能够预防高脂饮食(HFD)诱导的肥胖,证明 SFN 可减轻 HFD 引起的内脏脂肪增多、脂肪细胞肥大和肝脏脂肪堆积。

## 参考文献

[1]　Guerrero-Beltrán C E, Calderón-Oliver M, Pedraza-Chaverri J, et al. Protective effect of sulforaphane against oxidative stress: recent advances[J]. Exp Toxicol Pathol,2012,64(5):503-508.

[2]　Townsend B E, Johnson R W. Sulforaphane induces Nrf2 target genes and attenuates inflammatory gene expression in microglia from brain of young adult and aged mice[J]. Exp Gerontol,2016,73:42-48.

[3]　Lorenzo O, Picatoste B, Ares-Carrasco S, et al. Potential role of nuclear factor κB in diabetic cardiomyopathy[J]. Mediators Inflamm,2011,2011:652097.

［4］ Derosa G，Sahebkar A，Maffioli P et al. The role of various peroxisome proliferator-acti-vated receptors and their ligands in clinical practice［J］. J Cell Physiol,2018,233(1):153-161.

［5］ Guo Q，Wu Y，Hou Y, et al. Cytokine secretion and pyroptosis of thyroid follicular cells mediated by enhanced NLRP3，NLRP1，NLRC4，and AIM2 inflammasomes are associated with autoimmune thyroiditis［J］. Front Immunol,2018,9:1197.

## 4.6.2 大蒜素

《本草纲目》记载:大蒜"通五脏,达诸窍,祛寒湿,辟邪恶,消痈肿"。大蒜除具有常用的食用价值外还具有珍贵的药用价值。大蒜含有几十种有益的成分,包括33种硫化物、17种氨基酸、多种微量元素以及维生素等,都是人体不可或缺的营养素。其中的硫化物大蒜素是使大蒜产生刺激性气味、发挥药用效果的主要成分。

大蒜素是从百合科葱属植物大蒜的球形鳞茎中提取的一种有机硫化合物,结构式如图4-21所示。新鲜大蒜中并不直接含有大蒜素,当大蒜被切开或碾碎与空气接触后,细胞内含有的蒜氨酸与大蒜内源酶相遇发生催化裂解反应,从而形成"大蒜素"。大蒜素的形成时间约5～10分钟。虽然被称为"大蒜素",但大蒜素也存在于洋葱等其他百合科植物中。

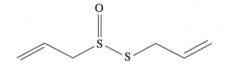

**图4-21 大蒜素的结构式**

大蒜素为淡黄色粉末或淡黄色油状液体,具有浓烈的大蒜气味,不稳定,易降解。在肠道酶的催化下大蒜素转化为活性成分从而被吸收入血液发挥作用效果,并不能直接以原型发挥生物学效应。大蒜素具有调节免疫、调节血糖、调节血脂、抗病原、抗肿瘤、抗氧化及抗血栓等功效,被囊括为"三调四抗"。正是由于大蒜素的多种功效,其对心血管具有良好的保护作用,可以降低胆固醇、防止血管脂肪沉积、舒张血管从而达到抑制血栓形成和预防动脉粥样硬化等效果(图4-22)。

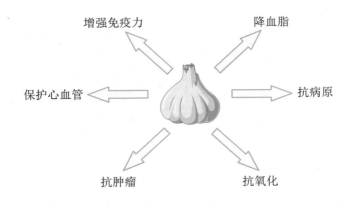

**图 4-22 大蒜素的药理活性**

## 膳食大蒜素的主要食物来源

　　大蒜素主要存在于大蒜的鳞茎中,同时在其他百合科植物如青蒜、洋葱、圆葱、韭菜、大葱、小葱及韭黄等也存在。并且,大蒜素的含量与蒜的品种及产地等多因素相关,我国常见大蒜品种的大蒜素含量如表 4-18 所示。

**表 4-18 我国常见大蒜品种的大蒜素含量**

（单位：$\mu$g/100 g 可食部分）

| 大蒜种类 | 含量 | 大蒜种类 | 含量 |
|---|---|---|---|
| 兰州紫皮大蒜 | 105.0 | 二水早蒜 | 73.0 |
| 早薹蒜 | 88.6 | 高脚子蒜 | 71.9 |
| 二季早蒜 | 85.2 | 苏联白皮蒜 | 70.9 |
| 苍山大蒜 | 80.3 | 正月早蒜 | 69.7 |
| 苏联蒜 | 77.6 | 广东硬尾蒜 | 69.2 |
| 毕节蒜 | 73.8 | 河北涞源蒜 | 64.8 |
| 金乡白皮蒜 | 73.1 | 太仓蒜 | 63.2 |

## 膳食大蒜素参考摄入量

受到饮食习惯及地理环境的影响，不同地区不同人群对于膳食大蒜素的摄入量有所区别，但男性与女性之间的摄入量差异并不是很大。此外，通过急性、亚急性、亚慢性、慢性毒性试验均未见食用大蒜素引起受试者任何中毒反应。但因人群体质有所不同，部分人群在食用大蒜素后偶见胃部不适及过敏反应，但并不会造成严重危害，在停止食用后不良反应即消失。目前尚缺乏明确的全面的膳食大蒜素摄入量的基础数据，因此暂无建议摄入量。

## 保护血管健康的机制

### 1. 抗氧化

心血管疾病发病机制复杂，具有多因素相互影响的发病特点，其中氧化应激损害血管内皮细胞导致其功能障碍，与冠心病、高脂血症及早期动脉粥样硬化密切相关。Nrf2 是细胞核转录因子，主要参与调节细胞的氧化应激反应。在体实验表明，大蒜素能通过增强 Nrf2 抗氧化应激信号通路，有效改善大鼠心血管功能障碍、诱导的心肌细胞肥厚和纤维化。此外，大蒜提取物成分能有效抑制去甲肾上腺素诱导的大鼠心肌细胞肥厚和凋亡，具有抑制氧化应激的作用，其机制可能与产生 NO 和 $H_2S$ 有关。还原型谷胱甘肽（GSH）是人体内主要的自由基清除剂，大蒜素能增加 GSH 和超氧化物歧化酶（SOD）的水平，从而实现对自由基的清除达到抗氧化效果。

### 2. 降血脂

大蒜素是一种天然的抗氧化剂，它可以有效减少低密度脂蛋白（LDL）携带胆固醇进入血管，进而减少脂肪沉积和预防形成动脉粥样硬化，预防心肌缺血、心肌梗死。研究表明，大蒜中的硫化物能够显著降低血液中的 TC、TG 和 LDL 水平，升高超氧化物歧化酶活性和 HDL 水平。羟甲基戊二酸单酰辅酶 A（HMG-CoA）还原酶是胆固醇从头合成途径中的限速酶，与高胆固醇血症的发病机制密切相关。研究表明大蒜素通过抑制 HMG-CoA 还原酶的活性及基因表达而减少胆固醇的合成，降低 TC、TG 和 LDL 水平。此外，大蒜素调节血脂水平可能还与其对脂代谢相关蛋白因子的调控有关。

### 3. 降血压

大蒜素能够降低血压,进而有助于控制高血压。氧化应激、关键基因的转录和表达、血管损伤等均是诱发高血压的因素。大蒜素降血压的科学依据是大蒜素分解后产生 $H_2S$,$H_2S$ 可以帮助放松血管周边的平滑肌,让血管更有弹性,起到扩大血管的作用,进而降低血压。此外,大蒜素可以抑制动脉平滑肌细胞增生并通过舒张血管和开放钾离子通道降低血压。

## 临床证据

(1) 一项双盲安慰剂对照组临床研究中,42 名轻度高胆固醇血症男性患者接受试验,其中干预组每天补充 600 mg 的大蒜粉片剂 Allicor,连续 12 周后总胆固醇下降 7.6%,比安慰剂对照组低了 11.5%,而低密度脂蛋白胆固醇(LDL-C)下降更多(11.8%),而高密度脂蛋白胆固醇(HDL-C)则上升了 11.5%。

(2) 一项荟萃分析显示,每天补充 600~900 mg 大蒜粉,高血压患者可以显著降低收缩压 5~8 mmHg,舒张压 3~4 mmHg;但对正常人没有明显降压作用。

## 参考文献

[1] Li X H, Li C Y, Xiang Z G, et al. Allicin ameliorates cardiac hypertrophy and fibrosis through enhancing of Nrf2 antioxidant signaling pathways[J]. Cardiovasc Drugs Ther, 2012,26(6):457-465.

[2] 赵铭洋,王知斌,孙延平,等.大蒜中的有机硫化物及其生物活性研究进展[J].食品与药品,2021,23(06):565-571.

[3] Gebhardt R, Beck H, Wagner K G. Inhibition of cholesterol biosynthesis by allicin and ajoene in rat hepatocytes and HepG2 cells[J]. Biochim Biophys Acta, 1994,1213(1):57-62.

[4] Chuah S C, Moore P K, Zhu Y Z. S-allylcysteine mediates cardioprotection in an acute myocardial infarction rat model via a hydrogen sulfide-mediated pathway[J]. Am J Physiol Heart Circ Physiol,2007,293(5):H2693-2701.

[5] Castro C, Lorenzo A G, González A, et al. Garlic components inhibit angiotensin II-induced cell-cycle progression and migration: Involvement of cell-cycle inhibitor p27(Kip1)

and mitogen-activated protein kinase[J]. Mol Nutr Food Res,2010,54(6):781-787.

[6] Sobenin I A, Andrianova I V, Demidova O N, et al. Lipid-lowering effects of time-re-
leased garlic powder tablets in double-blinded placebo-controlled randomized study[J]. J
Atheroscler Thromb,2008,15(6):334-338.

[7] Wan Q, Li N, Du L, et al. Allium vegetable consumption and health:An umbrella re-
view of meta-analyses of multiple health outcomes[J]. Food Sci Nutr,2019,7(8):
2451-2470.

## 4.6.3 辅酶 $Q_{10}$

辅酶 $Q_{10}$ 又称泛醌、辅酶 Q,是一类存在于所有进行有氧呼吸的真核生物中的辅酶,其结构式如图 4-23 所示。辅酶 $Q_{10}$ 易溶于氯仿、苯、丙酮、乙醚或石油醚,微溶于乙醇,不溶于水。

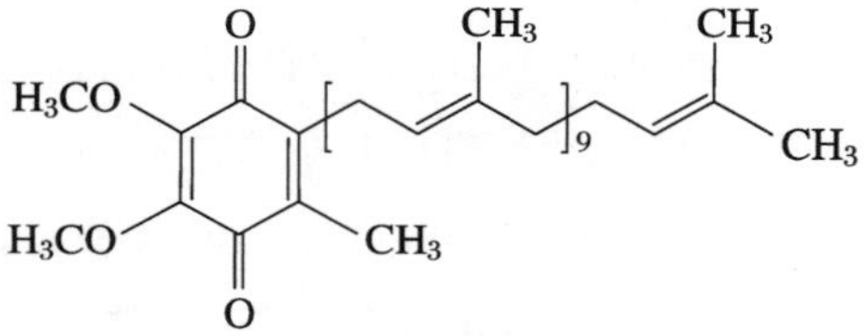

**图 4-23　辅酶 $Q_{10}$ 的结构式**

辅酶 $Q_{10}$ 的名称由来与辅酶 $Q_n$ 分子中侧链异戊烯单位的数目有关。人类和哺乳动物是 10 个异戊烯单位,故称辅酶 $Q_{10}$。辅酶 $Q_{10}$ 分子结构类似于维生素 E,是人体中唯一的辅酶 Q 类物质,为人体必需的化合物,又被称为维生素 Q。辅酶 $Q_{10}$ 存在三种形态(结构式见图 4-24),分别为还原态的泛醇、自由基半醌中间体和氧化态的泛醌形式。健康人体中辅酶 $Q_{10}$ 常以还原态形式存在,在一定的生理病理状态下,辅酶 $Q_{10}$ 可以在泛醌(氧化型)和泛醇(还原型)两种结构间相互转化,还原不饱和脂肪酸,保持细胞膜内还原状态,起到抗氧化作用,如清除自由基、减少氧化应激、改善线粒体功能障碍、减少细胞凋亡、保护细胞膜结构和功能完整、减少皮肤皱纹、延缓皮肤衰老和阻断皮肤损伤等。

另外,辅酶 $Q_{10}$ 还具有增强免疫力、调节血脂、加强心脏动力和增强脑力等功能。作为代谢激活剂,辅酶 $Q_{10}$ 能够激活细胞呼吸,为心肌细胞和脑细胞提供充足的氧气和能量,从而使细胞保持良好的健康状态,在医药领域已被应用于心血管和肿瘤等疾病的治疗。

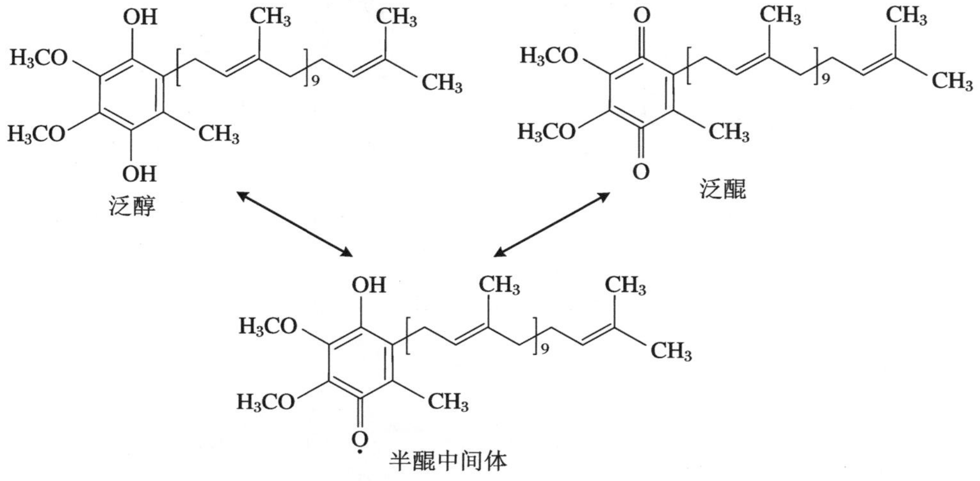

**图 4-24 辅酶 $Q_{10}$ 的三种形态结构式**

## 膳食辅酶 $Q_{10}$ 的主要食物来源

人体本身就可以合成辅酶 $Q_{10}$，且人体所需的辅酶 $Q_{10}$ 有 3/4 是通过自身合成得到的，剩下的 1/4 来自饮食。辅酶 $Q_{10}$ 广泛存在于各种食物之中（表 4-19），并且因食物种类不同其含量具有较大差异。其中，沙丁鱼、秋刀鱼、动物内脏、牛肉、猪肉、花生等食物中辅酶 $Q_{10}$ 的含量较高，此外，蔬菜（菠菜、豌豆、西蓝花、花椰菜）、水果（橙子、草莓、苹果）、谷类（黑麦、小麦）等食物也富含辅酶 $Q_{10}$。除了食物来源外，膳食补充剂也是一种来源途径。

**表 4-19 辅酶 $Q_{10}$ 的主要食物来源及含量**

（单位：mg/100 g 可食部分）

| 食物名称 | 辅酶 $Q_{10}$ 含量 | 食物名称 | 辅酶 $Q_{10}$ 含量 |
|---|---|---|---|
| 牛心 | 11.33 | 鲱鱼 | 1.49~2.70 |
| 牛肝 | 3.92~5.05 | 花生（炒） | 2.67 |
| 牛里脊 | 2.65 | 核桃（炒） | 1.90 |
| 牛大腿 | 3.03 | 榛子（炒） | 1.67 |

续表

| 食物名称 | 辅酶 $Q_{10}$ 含量 | 食物名称 | 辅酶 $Q_{10}$ 含量 |
|---|---|---|---|
| 猪心 | 11.81~28.20 | 豆油 | 22.1~27.9 |
| 猪肝 | 2.27~5.40 | 玉米油 | 11.3~13.9 |
| 猪大腿 | 1.38 | 橄榄油 | 11.4~6.0 |
| 鸡心 | 9.23~19.2 | 菜籽油 | 6.35~7.34 |
| 鸡肝 | 11.62~13.22 | 花生油 | 7.70 |
| 沙丁鱼 | 0.51~6.43 | 芝麻油 | 3.20 |

## 膳食辅酶 $Q_{10}$ 的参考摄入量

辅酶 $Q_{10}$ 可通过内源途径合成,因此,在正常生理状态下,可通过食物来源的补充以及体内的合成满足人体正常的需求。辅酶 $Q_{10}$ 的脂溶性高,吸收较慢,导致其生物利用度低且不同地区不同人群因饮食习惯和地理环境差异其摄入量有所不同。目前并未有确切的调查资料建议其日常摄入量。一般来说,预防保健 30~50 mg/d 即可;发挥治疗作用的剂量稍大,100~200 mg/d 可以有效改善胰岛素抵抗且达到降压效果。运动量较大的人群在消耗大量能量的同时也会消耗大量辅酶 $Q_{10}$,可能会导致辅酶 $Q_{10}$ 短缺,可以适量补充。

## 保护血管健康的机制

### 1. 抗氧化

辅酶 $Q_{10}$ 具有高效抗氧化作用。在线粒体中,辅酶 $Q_{10}$ 通过传递氢给自由基,从而消除氧自由基,抑制自由基对生物膜的损伤。同时,在溶酶体、高尔基体和质膜上,辅酶 $Q_{10}$ 通过与自由基直接反应,促进氧化型维生素 E 和维生素 C 还原再生发挥抗氧化作用,从而可以有效避免自由基对膜磷脂过氧化和线粒体 DNA 和膜蛋白氧化损伤。在循环中,辅酶 $Q_{10}$ 可以稳定低密度脂蛋白(LDL)颗粒,防止脂质过氧化损伤,从而发挥对心血管的有益作用。

## 2. 抗炎作用

辅酶 $Q_{10}$ 具有抗炎作用，能够降低血清中 TNF-$\alpha$、IL-6、IL-1$\beta$ 等炎症因子的水平，其机制可能与下调一氧化氮（NO）水平有关。此外，有研究表明，辅酶 $Q_{10}$ 可以影响上百个基因的表达，并可通过诱导基因转录发挥多种生物学效应，通过NF-$\kappa$B 依赖的基因表达发挥抗炎作用。

## 3. 降血压作用

NO 在高血压及其并发症的发生和发展中起重要作用。ROS 通过氧化修饰低密度脂蛋白（ox-LDL）与 NO 直接反应形成过氧化亚硝酸盐，从而减少 NO 的作用。辅酶 $Q_{10}$ 可抑制氧化低密度脂蛋白介导的下调内皮一氧化氮合酶和上调诱导型一氧化氮合酶作用，增加 NO 的产生和生物利用度，降低外周阻力。此外，辅酶 $Q_{10}$ 通过其抗氧化作用，清除自由基，防止自由基对 NO 的抑制。

## 临床证据

数项 RCT 研究发现，$\geqslant$100 mg/d 的辅酶 $Q_{10}$ 可显著改善代谢综合征或糖尿病患者的 TAC、SOD 水平，降低循环中的 MDA 水平，当前建议的摄入量为 100 mg/d。

辅酶 $Q_{10}$ 建议在临床医生指导下补充。

# 参考文献

[1] 中国营养学会. 中国居民膳食营养素参考摄入量（2023 版）[M]. 北京：人民卫生出版社，2023.

[2] Littarru G P, Tiano L. Bioenergetic and antioxidant properties of coenzyme $Q_{10}$：recent developments[J]. Mol Biotechnol，2007，37(1)：31-37.

[3] Zahed N S, Ghassami M, Nikbakht H et al. Effects of coenzyme $Q_{10}$ supplementation on C-reactive protein and homocysteine as the inflammatory markers in hemodialysis patients；a randomized clinical trial[J]. J Nephropathol，2016，5(1)：38-43.

[4] Schmelzer C, Lindner I, Rimbach G, et al. Functions of coenzyme $Q_{10}$ in inflammation and gene expression[J]. Biofactors，2008，32(1-4)：179-183.

[5] Wyman M, Leonard M, Morledge T. Coenzyme $Q_{10}$：a therapy for hypertension and statin-induced myalgia？[J]. Cleve Clin J Med，2010，77(7)：435-442.

［6］ Raygan F, Rezavandi Z, Dadkhah Tehrani S, et al. The effects of coenzyme $Q_{10}$ administration on glucose homeostasis parameters, lipid profiles, biomarkers of inflammation and oxidative stress in patients with metabolic syndrome[J]. Eur J Nutr,2016,55(8):2357-2364.

［7］ Yen C H, Chu Y J, Lee B J, et al. Effect of liquid ubiquinol supplementation on glucose, lipids and antioxidant capacity in type 2 diabetes patients: a double-blind, randomised, placebo-controlled trial[J]. Br J Nutr,2018,120(1):57-63.

# 4.7 氨基酸衍生物

## 4.7.1 甜菜碱

甜菜碱是一种两性离子季铵型生物碱,其结构式如图 4-25 所示。甜菜碱最初分离于甜菜。它是白色结晶性粉末,味甘甜、微苦,易溶于水、甲醇、乙醇,微溶于乙醚,在强碱情况下会发生分解。人体可以从外界食物摄入甜菜碱,自身肝脏和肾脏也能通过氧化胆碱合成内源性的甜菜碱。

甜菜碱普遍存在于动植物体内,是动物代谢的中间产物,在人体代谢中起着多重作用。研究显示,甜菜碱能参与人体脂质代谢,通过促进脂肪的分解、抑制其合成而起到抗脂肪肝的作用。甜菜碱还能降低同型半胱氨酸水平、促进蛋白质的合成,其调节细胞渗透压的生物学性能对于增强植物的抗逆性有重要作用。

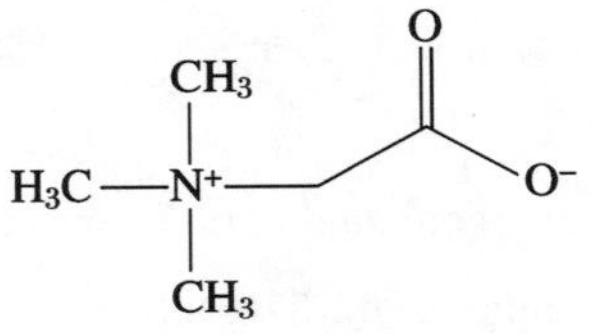

$$H_3C-\overset{\overset{\displaystyle CH_3}{|}}{\underset{\underset{\displaystyle CH_3}{|}}{N^+}}-CH_2-\overset{\overset{\displaystyle O}{\|}}{C}-O^-$$

**图 4-25 甜菜碱的结构式**

### 甜菜碱的主要食物来源

甜菜碱广泛分布于动植物体内,人类对于甜菜碱的摄入大多来源于谷物、蔬菜、肉类等食物,其中谷物的甜菜碱含量最为丰富。此外,人体可以利用胆碱来合成内源性甜菜碱,故富含胆碱的食物也可在一定程度上补充膳食甜菜碱。常见食物中甜菜碱具体含量参考表 4-20。

表 4-20　常见代表性食物及其甜菜碱含量

(单位:mg/100 g 可食部分)

| 食物名称 | 甜菜碱含量 | 食物名称 | 甜菜碱含量 |
|---|---|---|---|
| 藜麦 | 630 | 菠菜 | 120 |
| 黑麦粉 | 150 | 烤红薯(带皮) | 35 |
| 小麦粉(全麦) | 73 | 葵花籽仁 | 35 |
| 鱼排(冷冻,预熟) | 45 | 腰果 | 11 |
| 罗非鱼(生) | 22 | 鸡肉块(冷冻) | 23 |
| 甜菜 | 330 | 猪里脊 | 3 |

## 甜菜碱的膳食摄入量与特定建议值

甜菜碱的膳食摄入水平受不同地区饮食习惯的影响,研究表明男性甜菜碱摄入量一般高于女性。美国男性甜菜碱摄入量为 154～214.7 mg/d,女性为 128～169.5 mg/d;日本男性摄入量为 287～350 mg/d,女性为 239～288 mg/d;我国上海男性摄入量为 79.1 mg/d,女性为 525.5 mg/d,广州居民平均摄入量为 259.0 mg/d。研究表明,每天补充 1.5 g 甜菜碱能有效降低同型半胱氨酸水平,故其特定建议值设定为 1.5 g/d。暂未有普通膳食条件下甜菜碱摄入导致中毒的报道,但其摄入量过多会造成血脂紊乱,可耐受最高摄入量为 4 g/d。

## 保护血管健康的机制

### 1. 抑制炎症作用

炎症、氧化应激、内皮功能障碍是冠心病、脑血管病、风湿性心脏病等心血管疾病的重要生理病理过程,相关炎症通路的激活促进了该类疾病的发展过程。其中,

NF-κB 是炎症通路的重要调节因子,在正常生理条件下,NF-κB 是与抑制物结合并处于静息状态的,病理条件下抑制物会发生降解进而促进下游炎症通路的激活导致炎症发生。

甜菜碱能抑制 NF-κB 与抑制物的解离,进而阻止了其与细胞核内 DNA 的结合,下调了下游通路中炎症细胞因子的表达,对心血管健康起到促进作用。

### 2. 下调脂质过氧化,减轻氧化应激

心血管疾病是全球的头号死因,其危险因素包括不健康的饮食、缺乏身体活动和环境颗粒物污染等。这些危险因素可能刺激过多活性氧(ROS)和活性氮的产生,导致脂质、蛋白质、DNA 分子和细胞膜的损伤,同时也降低 NO 的可用性,并引发心血管疾病和许多其他慢性退行性疾病发病机制的早期事件。

甜菜碱对脂质结构的负电性区域有较高的亲和力,与低密度脂蛋白形成离子相互作用,进而阻碍低密度脂蛋白与活性氧的相互作用,也自然让脂质过氧化受到抑制。甜菜碱还可以通过清除活性氧等自由基的途径来起到抗氧化作用。

## 临床证据

(1) 在一项关于 12 项甜菜碱补充心血管疾病标志物影响的随机对照试验的荟萃分析中,研究结果显示甜菜碱的摄入能显著降低总胆固醇、低密度脂蛋白、同型半胱氨酸的含量,但是对甘油三酯、高密度脂蛋白、血压等指标的影响不大。总的来说,较低剂量(<4 g/d)的甜菜碱补充有利于同型半胱氨酸的降低。

(2) 在一项关于 6 项随机对照试验的前瞻性研究中,其中 3 项是关于甜菜碱与心血管疾病事件的,涉及 136 941 名志愿者。但是并没有发现甜菜碱与心血管疾病发生率间具有相关性。另一项关于甜菜碱与心血管疾病死亡率的研究也未能说明两者之间的关联。虽然研究结果不能支持甜菜碱对心血管疾病的治疗作用,但表明了进一步研究的必要性。

## 参考文献

[1] Silva D, Baião D D S, Ferreira V F, et al. Betanin as a multipath oxidative stress and inflammation modulator: a beetroot pigment with protective effects on cardiovascular disease pathogenesis[J]. Crit Rev Food Sci Nutr, 2022, 62(2): 539-554.

[2] Ashtary-Larky D，Bagheri R，Ghanavati M，et al. Effects of betaine supplementation on cardiovascular markers：A systematic review and Meta-analysis[J]. Crit Rev Food Sci Nutr，2022，62(23)：6516-6533.

[3] Meyer K A，Shea J W. Dietary choline and betaine and risk of CVD：A systematic review and Meta-analysis of prospective studies[J]. Nutrients，2017，9(7)：711.

## 4.7.2　牛磺酸

牛磺酸是一种由含硫氨基酸转化而来的氨基酸，其结构式如图 4-26 所示。牛磺酸最初分离于牛胆汁，但长期以来一直被认为是含硫氨基酸的无功能代谢产物。它是无色或白色棒状结晶，易溶于水和乙酸，不溶于无水乙醇和乙醚等有机溶剂。对酸和热较稳定。牛磺酸不能与其他氨基酸结合形成蛋白质，在体内以两性离子游离形式存在或与胆汁酸结合存在于胆汁。

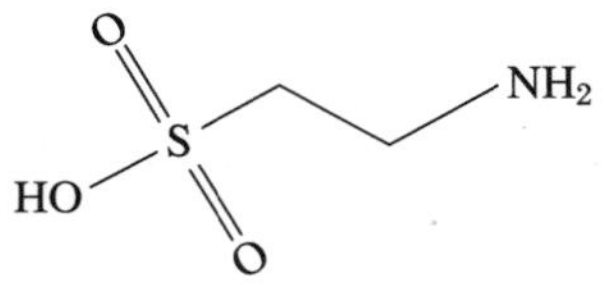

**图 4-26　牛磺酸的结构式**

牛磺酸在营养学中具有重要地位。关于牛磺酸的作用最初报道于猫，它是猫的必需营养素，它的长期缺少会导致猫失明。牛磺酸是一种调节物质，参与细胞体积和细胞内游离钙浓度的调节。在维持机体正常生理活动上牛磺酸起着重要作用，其具有消炎、镇痛、降血糖、调节脂类消化与吸收、增加心脏收缩能力、提高机体免疫能力、保护心肌细胞等广泛的生物学功能。

## 牛磺酸的主要食物来源

虽然人体自身能合成牛磺酸，但还是主要通过食物进行摄取。牛磺酸主要分布于海产品，如墨鱼、章鱼、贝类等，鱼类中也有一定分布，且鱼背发黑的部位比其余白色部分含量更多。植物中牛磺酸含量很低，具体含量参考表 4-21。

表 4-21　常见代表性食物及其牛磺酸含量

（单位：mg/100 g 可食部分）

| 食物名称 | 牛磺酸含量 | 食物名称 | 牛磺酸含量 |
|---|---|---|---|
| 扁玉螺 | 851 | 黄鳝 | 240 |
| 红螺 | 520 | 猪里脊 | 122 |
| 梭子蟹 | 279 | 猪心 | 201 |
| 金乌贼 | 673 | 猪肝 | 42 |
| 章鱼 | 380 | 牛脊肉 | 28 |
| 小黄鱼 | 90 | 鸡腿肉 | 379 |
| 草鱼 | 185 | 鸡肝 | 156 |
| 鲫鱼 | 205 | 鸡胸肉 | 26 |

## 牛磺酸的膳食摄入量与特定建议值

根据一项关于功能饮料摄入量的调查，部分欧盟成员国的成年人牛磺酸平均摄入量为 271.9 mg/d，饮料高消费人群摄入量可达到 585.5 mg/d。我国暂无关于牛磺酸膳食摄入量的研究。人体对牛磺酸的耐受程度受生理状态的不同而出现差异。例如，银屑病患者每天服用 2 g 牛磺酸会发生剧烈瘙痒，癫痫患者每天服用 1.5 g 会引起恶心、头痛、眩晕，还有一名对亚硝酸盐和牛磺过敏的患者服用 250～300 mg 后产生了过敏反应。牛磺酸的特定建议值和可耐受最高摄入量暂未制定。

## 保护血管健康的机制

### 1. 抗炎作用

炎症在心血管疾病的发病机制中具有重要地位。故抑制患者体内炎症反应可能有利于延缓疾病的发展。

牛磺酸可以与次氯酸反应生成 TauCl。TauCl 可以通过炎症通路 NF-κB 降低单核细胞趋化蛋白-1（能吸引或增强其他炎症因子/细胞表达的一种多肽）和巨噬细胞炎症蛋白-2（一种促炎因子）的表达，最终减少炎性介质前列腺素 $E_2$、白介素-6、白介素-8 等的分泌，阻止慢性炎症的发生。

### 2．诱导血管舒张

血管舒张受损是导致心血管疾病的主要因素之一。血管的收缩与舒张受离子的调控，其中钾离子通过调节血管平滑肌细胞膜电位来影响血管舒张。高钾离子浓度能使细胞内钙离子浓度下降，减少平滑肌收缩，导致血管舒张。

牛磺酸在体外给药时对血管功能有直接影响。牛磺酸给予至大鼠的胸主动脉时，质膜钾通道被打开，血管舒张程度呈现剂量依赖性。因此，牛磺酸诱导的血管舒张可能在心血管疾病的进展中起到有益的作用。

### 3．抗氧化应激

心肌细胞是终末分化细胞，再生能力非常有限。若损伤因素引起了心肌细胞的过度死亡，心脏的功能单位也将永久丧失，最终导致心肌梗死、恶性心律失常等心脏疾病的发生。故减少心肌细胞死亡对心脏疾病的防治有重大意义。

促凋亡因子细胞色素 C 与凋亡蛋白酶激活因子-1 结合形成凋亡小体能诱导内源性细胞凋亡的启动者 caspase-9 二聚化并产生信号激活下游蛋白酶，最终引发细胞凋亡。牛磺酸能够抑制凋亡小体的形成并阻止其与 caspase-9 的相互作用，起到抗心肌细胞凋亡的作用。

## 临床证据

（1）在一个包含 7 项临床试验的荟萃分析中，103 名不同年龄和健康状况的志愿者被纳入分析。研究结果表明牛磺酸能显著降低舒张压和收缩压，且无任何不良反应的出现。这种程度的变化被认为具有临床意义，即牛磺酸可以显著降低心血管疾病发生的风险。

（2）在一项双盲、随机对照试验中，9 名具有 1 型糖尿病的男性患者被随机分配接受 2 周安慰剂或牛磺酸，10 名患者作为对照组。研究结果表明，与对照组相比，补充牛磺酸 2 周后糖尿病患者的动脉硬度和肱动脉反应性得到改善，即牛磺酸可逆转年轻男性糖尿病患者早期可检测到的血管异常。

**参考文献**

[1] Park E, Jia J, Quinn M R, et al. Taurine chloramine inhibits lymphocyte proliferation and decreases cytokine production in activated human leukocytes[J]. Clin Immunol, 2002,102(2):179-184.

[2] Qaradakhi T, Gadanec L K, McSweeney K R, et al. The anti-inflammatory effect of taurine on cardiovascular disease[J]. Nutrients,2020,12(9):2847.

[3] Takatani T, Takahashi K, Uozumi Y, et al. Taurine inhibits apoptosis by preventing formation of the Apaf-1/caspase-9 apoptosome[J]. Am J Physiol Cell Physiol,2004,287(4):C949-953.

[4] Waldron M, Patterson SD, Tallent J, et al. The effects of oral taurine on resting blood pressure in humans: a meta-analysis[J]. Curr Hypertens Rep,2018,20(9):81.

[5] Moloney M A, Casey R G, O'Donnell D H, et al. Two weeks taurine supplementation reverses endothelial dysfunction in young male type 1 diabetics[J]. Diab Vasc Dis Res, 2010,7(4):300-310.

## 4.7.3　γ-氨基丁酸

　　γ-氨基丁酸(GABA)是一种不参与蛋白质合成的氨基酸,其结构式如图 4-27 所示。1883 年首次化学合成了 GABA,后来被从土豆中分离出来。它是白色或近白色的结晶状粉末,微臭,极易溶于水,微溶热乙醇,不溶于冷乙醇、乙醚和苯。在常温和常压条件下稳定,强氧化剂作用下可进行分解。

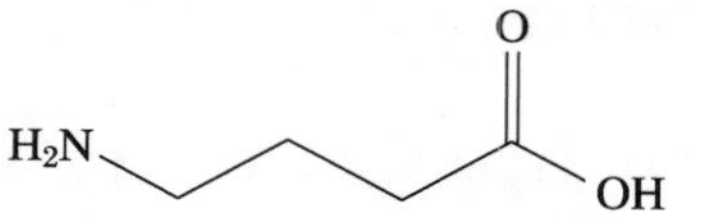

**图 4-27　γ-氨基丁酸的结构式**

　　GABA 是一种天然活性成分,具有多种生物学作用。作为一种重要的神经递质,GABA 可以改善情绪紊乱,抑制神经细胞过度兴奋而起到改善睡眠的作用。在能量代谢方面,它具有激活脑内葡萄糖代谢、促进乙酰胆碱合成、降血氨、促进生长激素分泌等作用。在植物体内,GABA 含量会随着植物受到刺激而升高,被认为是植物中响应各种外界变化、内部刺激和离子环境等的一种有效机制。其还可以调节植物内环境如抗氧化、催熟、保鲜植物等作用。

## GABA 的主要食物来源

GABA 广泛分布于各种天然食物和发酵食品中,含量丰富的有南瓜、荔枝、龙眼、绿茶、桑葚、番茄等食品(具体含量参考表 4-22)。

表 4-22　常见代表性食物及其 GABA 含量

(单位:mg/100 g 可食部分)

| 食物名称 | GABA 含量 | 食物名称 | GABA 含量 |
|---|---|---|---|
| 南瓜 | 371～1553 | 萝卜 | 28 |
| 荔枝 | 170～350 | 芦笋 | 15 |
| 龙眼 | 165～180 | 猕猴桃 | 7.7～14.1 |
| 绿茶 | 100～200 | 糙米胚芽 | 7.4 |
| 桑葚 | 86～186 | 卷心菜 | 3.2～7.1 |
| 番茄 | 35～201 | 菠菜 | 4.27 |
| 马铃薯 | 16～61 | 糙米芽 | 4.01 |
| 茄子 | 23～38 | 夏南瓜 | 2.6～4.0 |

## GABA 的膳食摄入量与特定建议值

由于 GABA 普遍存在于各类食物中,故一般不会出现 GABA 的缺乏。调查显示,美国居民平均 GABA 摄入量为 47.0 mg/d,经常摄入富含 GABA 食物的居民可达 126.3 mg/d。日本居民 GABA 摄入量约为 80.2 mg/d。我国人均 GABA 摄入水平暂无报道。由于暂无关于日常膳食 GABA 摄入水平与神经或血压调节作用的研究,故其特定建议值未被制定。关于 GABA 的过量危害与毒性,有短期大剂量研究表明口服 GABA 5 g/d 或 10 g/d 连续 5 天会出现喉咙轻微灼烧感但在几分钟后消失，其余大多研究未出现不良反应。基于过往数据，美国 FDA 和 FAO/WHO 食品添加剂专家委员会均认为 GABA 是安全的。

## 保护血管健康的机制

### 1. 降低高血压作用

高血压是心血管疾病发病的重要危险因素，大量研究显示基线血压水平较高的人群心血管病的发病风险更高。过量盐的摄入会引起高血压，但以精盐和发酵后 GABA 制备的 GABA-盐能有效降低高血压。

巨噬细胞有 M1 和 M2 两种表型，M1 表型主要分泌促炎性细胞因子和趋化因子如白介素-6、TNF-α 等，而 M2 表型主要分泌抗炎细胞因子。在高盐、高胆固醇诱导的小鼠模型中，发现 GABA-盐能降低 M1 极化，使小鼠主动脉中 TNF-α 水平下降。此外，GABA-盐通过降低黏附分子和血管性血淋病因子的水平，减轻内皮细胞功能障碍，减少内皮细胞的死亡。

此外，GABA 具有抑制血管紧张素转化酶的作用。血管紧张素转化酶能催化血管紧张素 I 转化为血管紧张素 II，后者与受体结合后可引起全身微动脉、静脉的收缩，升高血压。GABA 可抑制血管紧张素 I 而控制高血压，同时通过抑制肾素-血管紧张素-醛固酮系统的激活，减轻心脏前后负荷，增加冠脉血供，减慢心肌细胞凋亡而达到保护心脏的作用。故 GABA 能有效降低血压，对高血压的预防和发生可能具有有益作用。

### 2. 减轻氧化损伤

血管内皮细胞损伤与许多血管疾病有关，包括心血管疾病。活性氧（ROS）指氧来源的自由基和非自由基，包含超氧阴离子、过氧化氢（$H_2O_2$）、羟自由基等，它们具有很高的化学反应活性。ROS 在许多心血管疾病的发病机理中起着至关重要的作用。

通过 $H_2O_2$ 诱导人脐静脉内皮细胞（HUVEC）损伤后，发现 GABA 可以清除自由基，逆转 $H_2O_2$ 对 HUVEC 增殖、凋亡的抑制。GABA 通过抑制 ROS 诱导的 NF-κB（通过刺激因子的活化诱导多种细胞因子产生和参与炎症反应）和 Caspase-3（细胞凋亡途径中的关键蛋白）途径的激活。故 GABA 在预防或治疗氧化损伤相关的心血管疾病中可能具有一定的潜力。

临床证据

在一项随机对照的试验中,患有空腹血糖受损或 2 型糖尿病的 6 名男性与 5 名女性被随机分配至摄入预发芽糙米(富含 GABA)组和白米组。每个组分别摄入 3 包煮熟的预发芽糙米或白米,血样分别在第 0、6、8 和 14 周进行收集。研究结果表明,预发芽糙米能显著改善空腹血糖、血清总胆固醇和甘油三酯,但 GABA 含量较低的白米组则不能。故 GABA 在高脂血症的治疗和血糖的改善上可能具有一定的效果。

GABA 建议在临床医生指导下补充。

## 参考文献

[1] Son M, Oh S, Lee H S, et al. Gamma-aminobutyric acid-salt attenuated high cholesterol/high salt diet induced hypertension in mice[J]. Korean J Physiol Pharmacol, 2021, 25 (1): 27-38.

[2] Tung Y T, Lee B H, Liu C F, et al. Optimization of culture condition for ACEI and GABA production by lactic acid bacteria[J]. J Food Sci, 2011, 76(9): M585-591.

[3] Zhu Z, Shi Z, Xie C, et al. A novel mechanism of Gamma-aminobutyric acid (GABA) protecting human umbilical vein endothelial cells (HUVECs) against H(2)O(2)-induced oxidative injury[J]. Comp Biochem Physiol C Toxicol Pharmacol, 2019, 217: 68-75.

[4] Hsu T F, Kise M, Wang M F, et al. Effects of pre-germinated brown rice on blood glucose and lipid levels in free-living patients with impaired fasting glucose or type 2 diabetes [J]. J Nutr Sci Vitaminol (Tokyo), 2008, 54(2): 163-168.

## 4.7.4 左旋肉碱

左旋肉碱是在铁元素、盐酸、维生素 $B_6$ 和维生素 C 的参与下由两个氨基酸结合而成的,是一种氨基酸衍生物,其结构式如图 4-28 所示。左旋肉碱最初发现于肌肉提取物中。左旋肉碱纯品为白色晶状体或白色透明细粉,极易溶于水、乙醇、甲醇,微溶于丙酮,不溶于乙醚、苯、乙酸乙酯;极易吸潮,有较好的水溶性和吸水性,性质稳定,耐高温、酸和碱。人体自身可合成左旋肉碱,但是婴儿合成速度为成人的 20%，主要靠外源摄取，故左旋肉碱是婴儿的条件必需营养物质。

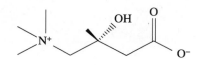

**图 4-28　左旋肉碱的结构式**

左旋肉碱的主要功能是将长链脂肪酸从细胞质转运至线粒体基质中进行氧化，为机体代谢活动提供能量。它还能通过增加脂肪酸氧化来减少肌糖原分解，抑制乳酸生成进而延缓运动疲劳的产生。左旋肉碱还能清除自由基、提高人体免疫力、延缓衰老、维持婴儿发育过程中某些生理过程、改善心脏功能等。目前左旋肉碱作为一种食品营养强化剂广泛应用于食品、医药等领域，它的吸湿性也使其曾作为保湿剂添加至化妆品中。

## 左旋肉碱的主要食物来源

膳食中左旋肉碱主要来源于动物，植物中含量很少。动物来源有牛肉、猪肉、羊肉、鸡肉、鱼肉等；植物来源有豌豆、马铃薯、大蒜等；梨、苹果、猕猴桃等水果的左旋肉碱含量更低，具体含量参考表 4-23。

**表 4-23　常见代表性食物及其左旋肉碱含量**

（单位：mg/100 g 可食部分）

| 食物名称 | 左旋肉碱含量 | 食物名称 | 左旋肉碱含量 |
|---|---|---|---|
| 碎牛肉 | 87.5 | 豌豆 | 5.7 |
| 鸡肝 | 69.2 | 马铃薯 | 2.4 |
| 牛排 | 65.0 | 大蒜 | 1.3 |
| 羊肉 | 40.5 | 红薯 | 1.1 |
| 鸭肉 | 26.7 | 葡萄干 | 0.8 |
| 猪肉 | 21.1 | 洋葱 | 0.7 |
| 鸡肉（去皮） | 10.4 | 梨（去皮） | 0.3 |
| 全脂奶粉 | 10.0 | 苹果（去皮） | 0.2 |
| 鱿鱼 | 7.9 | 猕猴桃（去皮） | 0.2 |

## 左旋肉碱的膳食摄入量及特定建议值

左旋肉碱的摄入量受饮食习惯和个体营养状况影响较大。例如美国成人食用混合膳食可获得 $60\sim180$ mg/d 左旋肉碱,而素食者只能获得 $10\sim12$ mg/d。由于目前对左旋肉碱改善一般人群的血糖、血脂、血压的良效关系不明确,左旋肉碱的特定建议值也暂未被制定。关于左旋肉碱的过量危害,一项研究指出 3 g/d 左旋肉碱导致个别个体出现体臭、恶心、呕吐等,此外未发现不良反应的出现。

## 保护心血管健康的机制

### 1. 改善心室功能障碍

心室功能障碍与心肌细胞内脂肪酸氧化相关,心室功能障碍的后果包括肉毒碱转运酶的功能降低心肌左旋肉碱水平降低。因此,补充肉碱可能对心脏具有一定的保护作用。

左旋肉碱能维持碳水化合物代谢,增强葡萄糖氧化、减少棕榈酸氧化、上调心肌细胞中游离脂肪酸水平。此外,左旋肉碱通过左心室的扩张和调节以及心脏微血管结构的维持来抑制心脏舒张功能的异常。

### 2. 补充心肌能量供应

心力衰竭是多种原因导致心脏结构或功能异常,导致心室收缩和舒张功能障碍而引起的一种综合征。其中慢性心力衰竭是大多数心血管疾病的死亡原因。慢性心力衰竭时心肌细胞长期处于缺血、缺氧状态,脂肪酰辅酶 A 增多,长链脂肪酰辅酶(Acy-CoA)大量产生并堆积,对细胞膜和葡萄糖的氧化产生不利影响,最终导致心肌能量的缺乏。

Acy-CoA 堆积的原因是其不能直接进入线粒体,当补充足够量的左旋肉碱后可促进 Acy-CoA 进入线粒体,减少了线粒体外有害物质的堆积,其次减少对能量代谢相关酶活性的抑制,促进线粒体内 ATP(心肌组织唯一能够直接利用的能量形式)的产生,保证心肌最大化的能量代谢。

## 临床证据

(1) 在一项随机对照临床试验中,246 名缺血性心脏病患者被随机分配至 A 或 B 两组。试验中,A、B 组均给予常规护理和治疗(醛固酮拮抗剂、血管紧张素转换酶抑制剂等),A 组额外静脉注射 3 g 左旋肉碱,每日 1 次。在持续治疗 2 周后,A 组高敏 C 反应蛋白(炎症水平指标)、肌钙蛋白(心肌坏死标志物)、左心室舒张末期直径(超过一定值则定义为心脏扩大)的下降幅度更大,左心房射血分数(表征心肌收缩能力)的升高幅度更大。即左旋肉碱组有更多的临床改善,但对于主要心血管事件如心源性死亡、心肌梗死等无太大影响。

(2) 在一项针对左旋肉碱的多中心研究中,80 名中重度心力衰竭的患者被随机分配口服服用 2 g/d 左旋肉碱或安慰剂。3 年后的随访结果表明,左旋肉碱组患者的死亡率有统计学意义的改善(安慰剂组 18% 与左旋肉碱组 3%),表明左旋肉碱对于扩张型心肌病心力衰竭的长期治疗可能具有很大的潜力。

### 参考文献

[1] Wang Z Y, Liu Y Y, Liu G H, et al. l-Carnitine and heart disease[J]. Life Sci,2018, 194:88-97.

[2] 王旭,孟晓萍.左卡尼汀治疗慢性心力衰竭患者的有效性及其与剂量相关性[J].中国老年学杂志,2014,34(02):517-518.

[3] Zhao G, Zhang H, Wang Y, et al. Effects of levocarnitine on cardiac function, urinary albumin, hs-CRP, BNP, and troponin in patients with coronary heart disease and heart failure[J]. Hellenic J Cardiol,2020,61(2):99-102.

[4] Rizos I. Three-year survival of patients with heart failure caused by dilated cardiomyopathy and L-carnitine administration[J]. Am Heart J,2000,139(2 Pt 3):S120-123.

# 4.8 糖聚合物及其衍生物

## 4.8.1 枸杞多糖

枸杞作为我国传统药食两用的名贵中药材之一,在我国有 7 个种和 2 个变种,其中,宁夏枸杞分布最为广泛,也是唯一被载入《中国药典》的枸杞物种。《中国药典》记载宁夏枸杞具有滋补肝肾、益精明目的功效,可用于治疗虚劳精亏、腰膝酸痛、眩晕耳鸣、阳萎遗精、内热消渴、血虚萎黄、目昏不明。从成分上看,枸杞之所以具有如此多的功效,是因为除了拥有甜菜碱、类黄酮、胡萝卜素和多种微量元素、维生素之外,还有枸杞多糖(LBP)——其中的主要活性成分。

枸杞多糖是通过将枸杞的干燥成熟果实脱脂、水提、反复醇沉得到的,主要由阿拉伯糖、葡萄糖、半乳糖、甘露糖、鼠李糖和木糖等6种单糖组成,并含有多种微量元素和氨基酸。枸杞多糖能够促进新陈代谢和蛋白质的合成,同时具有抗肿瘤、抗炎、抗氧化、调节糖脂、保肝和免疫调节等多种作用。正是因为其抗氧化作用,枸杞多糖不仅对生殖系统具有保护作用,还能够清除羟自由基并抑制自发或由羟自由基引发的脂质过氧化反应从而有效抗衰老。目前,研究发现,枸杞多糖对于心血管健康亦有一定的保护作用。

## 枸杞多糖的主要食物来源

枸杞多糖主要来源于枸杞果实中,其含量因枸杞品种和产地不同而有所差别,其中宁夏枸杞是一种被广泛认可的滋补食材,也是被广泛种植和食用的枸杞种类之一,枸杞多糖的含量一般在3%～8%。

## 枸杞多糖的膳食参考摄入量

枸杞以粒大、色红、肉厚、质柔润、籽少、味甜者为佳,其味甘、性平,归肝、肺、肾经。作为药食同源的常见食物之一,根据《中国药典(2020版)》推荐,枸杞的参考摄入量为6～12 g。摄入过量容易导致身体上火、眼睛红肿等。枸杞富含枸杞多糖,有临床报道使用枸杞多糖45 mg,口服,每日3次,可用于调节免疫、缓解疲劳,达到护肝保健效果。目前尚缺乏足够的研究资料明确枸杞多糖的特定建议值,此外,在临床应用当中,也未见摄入枸杞多糖对人体产生不良影响,因此,枸杞多糖的可耐受最高摄入量仍需通过研究进一步确定。

## 保护血管健康的机制

### 1. 抗氧化

过量的 ROS 积累引起机体细胞内生物大分子氧化应激,导致细胞蛋白质和 DNA 损伤。当氧化应激发生时刺激炎症反应,促进单核细胞等炎症细胞聚集,释放多种促炎因子,内皮细胞受到破坏,使其保护作用减弱,导致心血管疾病的发生。而枸杞多糖能提高血液中超氧化物歧化酶(SOD)、过氧化氢酶(CAT)和谷胱甘肽过氧化物酶(GSH-Px)的水平以发挥抗氧化作用成功降低丙二醛(MDA)对细胞膜过氧化而造成的细胞损伤。

### 2. 调节糖脂代谢

研究结果表明,枸杞多糖能降低血糖和血脂水平,对糖尿病引起的并发症状有明显的改善作用,可能通过调节体内血脂及脂蛋白、减少过氧化生成物等来实现降低血脂作用。此外,枸杞多糖可调控肠道微生物和肠道屏障发挥降血糖作用功效。一项试验针对枸杞多糖在人肠上皮 Caco2 细胞中的摄取及其对葡萄糖吸收的影响研究发现,枸杞多糖可降低 Caco2 细胞对葡萄糖的吸收,通过下调肠黏膜上的钠-葡萄糖协同转运蛋白(SGLT-1)的表达抑制葡萄糖摄取降低血糖水平。

### 3. 抗炎

枸杞多糖具有良好的抗炎活性,激活多种免疫细胞成熟分化,调节炎症因子的表达,抑制炎症反应。枸杞多糖抗炎作用的主要机制有抑制炎症反应转录因子 $\kappa$B(NF-$\kappa$B)活化、抑制 NOD 样受体热蛋白结构域相关蛋白 3(NLRP3)炎症体等途径。

## 参考文献

[1] Yi R, Liu X M, Dong Q et al. A study of *Lycium barbarum* polysaccharides(LBP) extraction technology and its anti-aging effect[J]. Afr J Tradit Complement Altern Med, 2013,10(4):171-174.

[2] Zhou W, Yang T, Xu W, et al. The polysaccharides from the fruits of *Lycium barbarum*

L. confer anti-diabetic effect by regulating gut microbiota and intestinal barrier[J]. Carbohydr Polym,2022,291:119626.

[3] Cai H，Yang X，Cai Q，et al. *Lycium barbarum* L. polysaccharide（LBP）reduces glucose uptake via down-regulation of SGLT-1 in Caco2 cell[J]. Molecules,2017,22(2):341.

[4] Ni H，Wang G，Xu Y，et al. *Lycium barbarum* polysaccharide alleviates IL-1β-evoked chondrogenic ATDC5 cell inflammatory injury through mediation of microRNA-124[J]. Artif Cells Nanomed Biotechnol,2019,47(1):4046-4052.

[5] Hong C Y，Zhang H D，Liu X Y，et al. Attenuation of hyperoxic acute lung injury by *Lycium barbarum* polysaccharide via inhibiting NLRP3 inflammasome[J]. Arch Pharm Res,2019,42(10):902-908.

## 4.8.2　海藻多糖

海藻是海洋生物资源的重要组成部分,随着科技进步,越来越多的海藻活性物质被发现和利用,广泛应用于医药、食品、化工及农业等方面。海藻多糖是广泛存在于海藻体内的一种天然活性物质,琼脂、卡拉胶、藻酸盐、昆布多糖、硫酸鼠李聚糖和岩藻依聚糖等都是从海藻中提取的藻类多糖。根据来源,海藻多糖可分为褐藻多糖、红藻多糖、绿藻多糖等。

海藻多糖由不同的单糖基通过糖苷键相连形成,一般为水溶性,不溶于乙醇、丙酮、氯仿等有机溶剂,大多数含有硫酸基。国内外大量研究表明,海藻多糖作为海藻生物活性物质之一,具有增稠、稳定、保水、黏结、成胶等多种食品功能特性,被广泛用于食品、保健医药等。

此外,海藻多糖还具有多种生理保健功能,如免疫调节、抗氧化、降血脂、抗肿瘤、抗炎、保护肝脏及防辐射等。其能够被肠道微生物解聚后转化为功能性代谢物,并通过调节免疫和炎症、糖和脂代谢、氧化应激等发挥其药理作用。

### 海藻多糖的主要食物来源

海藻多糖主要来自龙须菜、海带、鹿尾菜、巨藻、泡叶藻、墨角藻等海藻。根据来源可分为褐藻、红藻、绿藻和蓝藻四大类,且四种藻类的多糖含量差异较大。在日常获取过程中,海藻多糖的含量还受到提取方式、提取时间、提取温度等多种因素的影响。海藻多糖常见的食物来源见表4-24。

表 4-24　常见干燥海藻中多糖的含量

（单位：g/100 g 干重）

| 海藻多糖种类 | 食　物 | 含　量 |
|---|---|---|
| 红藻多糖 | 龙须菜 | 17.60～37.50 |
| | 麒麟菜 | 14.00～25.50 |
| | 紫菜 | 1.50～21.10 |
| 褐藻多糖 | 裙带菜 | 5.50～6.20 |
| | 马尾藻 | 1.50～7.80 |
| | 海带 | 0.50～8.30 |
| 绿藻多糖 | 浒苔 | 10.30～27.80 |
| | 石莼 | 2.90～4.10 |
| | 刺松藻 | 1.80 |
| 蓝藻多糖 | 螺旋藻 | 5.70～12.30 |

## 海藻多糖的参考摄入量

目前关于我国居民膳食海藻多糖摄入量的报道较少。海藻多糖通过增加胰岛素分泌、改善胰岛素抵抗、降 TC、TG、LDL-C 等机制具有一定的降血糖、降血脂作用。海藻多糖主要来源于天然藻类，但藻类品种众多，含量也不尽相同，因此缺少具体的研究数据以给出推荐摄入量。

## 保护血管健康的机制

### 1. 抗氧化

氧化应激稳态失衡会破坏血管原有结构及其生物反应性的改变，从而导致卒中、高血压和动脉粥样硬化等血管性疾病的发生，过多的 ROS 对血管内皮细胞、组织及生物大分子有破坏作用，脂质过氧化可加速正常细胞的破坏和死亡。海藻多糖通过上调编码抗氧化酶蛋白的基因表达、调节 Nrf2 信号通路等来增强内源性抗氧化系统,不仅具有清除 ROS 和羟基自由基的作用,还能够显著降低过氧化脂质的含量,提高过氧化氢酶(CAT)和超氧化物歧化酶(SOD)的活性,具有清除过多自由基与抗脂质过氧化的作用。

### 2. 抗炎作用

海藻多糖具有一定的抗炎作用。TRAF6 作为 NF-κB 的重要调控因子,与炎症、凋亡及基因调控通路密切相关。海藻多糖使免疫单核细胞 TRAF6 下调,进而抑制 MPKs/p38/JNK/ERK/NF-κB 信号通路的信号转导,减少 NO、TNF-α 等炎性因子的释放。

### 3. 调节糖脂代谢

近年来,研究发现经过含 α-葡萄糖苷酶抑制成分的海藻如裙带菜、伸长海条藻和紫菜处理的重组猪肉,食用后可抑制血糖吸收速率,降低血糖值。海藻多糖可能通过提升抗氧化水平和上调葡萄糖和胰岛素代谢相关基因等的表达从而改善糖尿病患者的糖代谢。此外,异常高的脂质或脂肪会导致高脂血症,与心血管疾病的发生密切相关。研究发现海藻多糖的提取物具有降血脂活性,可降低血清、血浆和肝脏中总胆固醇(TC)、甘油三酯(TG)、低密度脂蛋白(LDL)水平。进一步的分子调控机制研究表明,海藻多糖的降血脂作用可能与抑制固醇调节元件结合蛋白(SREBP-1c)进而抑制胆固醇的生物合成有关。

## 参考文献

[1] Papaharalambus C A, Griendling K K. Basic mechanisms of oxidative stress and reactive oxygen species in cardiovascular injury[J]. Trends Cardiovasc Med,2007,17(2):48-54:7774.

[2] Liu Z, Sun X. A critical review of the abilities, determinants, and possible molecular mechanisms of seaweed polysaccharides antioxidants[J]. Int J Mol Sci,2020,21(20):7774.

[3] Cui M, Wu J, Wang S, et al. Characterization and anti-inflammatory effects of sulfated polysaccharide from the red seaweed *Gelidium pacificum* Okamura[J]. Int J Biol Macromol,2019,129:377-385.

[4] Garcimartín A, Sanchez-Muniz F, Benedi J, et al. Aqueous extracts and suspensions of restructured pork formulated with *Undaria pinnatifida*, *Himanthalia elongata* and *Porphyra umbilicalis* distinctly affect the in vitro α-glucosidase activity and glucose diffusion

[J]. LWT-Food Science and Technology，2015，64（2）：720-726.

［5］ Abdel-Karim O H，Abo-Shady A M，Ismail G A，et al. Potential effect of *Turbinaria decurrens* acetone extract on the biochemical and histological parameters of alloxan-induced diabetic rats[J]. Int J Environ Health Res，2022，32（7）：1447-1468.

［6］ 高鑫，山珊，曾德永，等.石莼属绿藻多糖的生物活性研究进展[J].食品工业科技 2021，42（2）：364-369.

## 4.8.3　灵芝多糖

　　灵芝是我国医药宝库中的一种珍贵药用菌，不仅可以辅助治病，还是保健的佳品，是上等的医用药材，营养价值极高，在《神农本草经》里面早有记载。灵芝味甘苦、性平，归心、肺、肝、脾经；可养心安神，养肺益气，理气化淤、滋肝健脾。主治虚劳体弱、神疲乏力、心悸失眠、头目昏晕、久咳气喘、反应迟钝、呼吸短促等症。其含有灵芝多糖、三萜类化合物、核苷类物质、生物碱和有机锗等多种活性成分，其中灵芝多糖是灵芝"扶正固本"作用中关键的有效成分之一，在免疫调节、抗肿瘤、抗病毒、抗氧化、降血糖、调血脂等方面具有较好的药理作用。

　　灵芝多糖由三股单糖链构成，其构型与核酸相似，是一种螺旋状立体构型物，螺旋层之间主要以氢键固定，多呈浅棕色或棕褐色粉末。灵芝多糖在单糖组成、糖苷键构型、分子量、旋光度、溶解度等某些理化性质方面存在显著差异，主要由 α-葡聚糖和 β-葡聚糖组成，其中大多数为 β-葡聚糖。构成灵芝多糖的单糖及其衍生物多达十几种，最常见的有葡萄糖、果糖、甘露糖、阿拉伯糖等。灵芝多糖对温度很敏感，是热敏性物质，大多不溶于高浓度酒精，而溶于热水。

　　灵芝多糖可以通过抑制血管损伤性炎症反应、增强血管舒张与收缩功能、维持心肌线粒体结构和功能、改善机体糖脂代谢等作用，在一定程度上保护心脏，保持心脏的基本结构和功能，达到预防甚至治疗心血管疾病的作用。

### 灵芝多糖的主要食物来源

　　灵芝多糖主要来源于灵芝的子实体和菌丝体。灵芝属于真菌类植物，其生长过程包括菌丝体和子实体两个阶段。菌丝体是灵芝生长的初始阶段，由大量的菌丝相互交织而成，富含营养物质。子实体是灵芝生长的后期阶段，呈扇形或半扇型,表面呈红褐色,也是灵芝的主要药用部位。灵芝多糖主要存在于灵芝的细胞壁中,约占灵芝干重的80%。此外,灵芝多糖还可通过发酵培养获得,利用灵芝的菌丝在特定条件下进行大规模培养,使其产生大量多糖类成分。人体可以通过灵芝或灵芝粉以及其他灵芝类保健产品进行膳食补充。

## 灵芝多糖的参考摄入量

灵芝多糖是灵芝中的主要活性成分,具有多种对人体有益的生理功能,如增强免疫力、抗肿瘤、抗炎、抗氧化等。根据《中国药典(2020版)》建议灵芝的摄入量为每天6~12 g。对于健康成年人,每天建议摄入的灵芝多糖量一般不超过10 g。对于老年人,由于身体代谢能力下降,建议摄入量可以减少到5 g以下。而对于儿童,由于身体还在发育阶段,建议摄入量不超过3 g。需要注意的是,这些建议摄入量并非统一标准,且不同品种的灵芝多糖组成成分含量有一定差异。此外,灵芝多糖的药效可能呈现剂量梯度依赖性,但过高的浓度可能会加重肝肾负担。

## 保护血管健康的机制

### 1. 抗炎

灵芝多糖可以通过直接调控体内炎症因子表达、影响体内微生物群、增强细胞免疫功能等方式达到抗炎的目的,研究发现灵芝多糖可抑制NO、TNF-$\alpha$、IL-6$\beta$ 和IL-1$\beta$ 的产生。此外,还发现灵芝多糖可降低Toll样受体4(toll like receptor 4,TLR4)以及核因子-$\kappa$B(nuclear factor-$\kappa$B,NF-$\kappa$B)的蛋白表达,灵芝菌丝体多糖可能通过抑制TLR4/NF-$\kappa$B信号通路来改善炎症代谢,并提高胰岛素敏感性。炎症会导致血管的损伤进而影响血管的健康,灵芝多糖可通过抗炎机制发挥保护血管作用。

### 2. 改善脂代谢紊乱

灵芝多糖具有改善脂代谢紊乱的特性,起到调节血脂的作用。胰岛素不仅影响着血糖的高低,其还是脂质代谢的主要调控因素。当糖尿病患者胰岛素的生物调节作用发生障碍时,常伴有脂代谢紊乱,从而出现高血脂问题。在高脂饲料诱导的小鼠模型中，与模型组相比，灵芝多糖可下调小鼠血清总胆固醇（TC）、三酰甘油（TG）、低密度脂蛋白胆固醇（LDL-C）水平，并上调高密度脂蛋白胆固醇（HDL-C）水平，改善动脉粥样硬化指数，减少小鼠肝脏组织细胞中脂质小体的积累。此外，研究表明灵芝多糖（100～500 mg/kg）能降低血清中 TC、TG、LDL-C 水平，升高 HDL-C 水平。

### 3. 抗氧化

过度氧化会产生自由基，长期高血糖的环境下，机体中的蛋白的糖基化、多元醇通路的活性增高、蛋白激酶 C 激活等都会造成氧化应激，并对细胞造成危害。研究表明，灵芝多糖具有较好的还原能力、1,1-二苯基-2-三硝基苯肼自由基清除能力和氧自由基清除能力。核因子 E2 相关因子-2（Nrf2）是调控细胞氧化应激反应的重要转录因子，同时也是维持细胞内氧化还原稳态的中枢调节者。灵芝多糖促进 Nrf2 和 HO-1 的表达，通过调控 Nrf2/HO-1 通路来起到抗氧化作用。

## 参考文献

[1] Chen G，Jiang N，Zheng J，et al. Structural characterization and anti-inflammatory activity of polysaccharides from Astragalus membranaceus[J]. Int J Biol Macromol，2023，241:124386.

[2] Chang C J，Lin C S，Lu C C，et al. *Ganoderma lucidum* reduces obesity in mice by modulating the composition of the gut microbiota[J]. Nat Commun，2015，6:7489.

[3] Xu Y，Zhang X，Yan X H，et al. Characterization，hypolipidemic and antioxidant activities of degraded polysaccharides from *Ganoderma lucidum*[J]. Int J Biol Macromol，2019，135:706-716.

[4] Kan Y，Chen T，Wu Y，et al. Antioxidant activity of polysaccharide extracted from *Ganoderma lucidum* using response surface methodology[J]. Int J Biol Macromol，2015，72:151-157.

[5] Li H N，Zhao L L，Zhou D Y，et al. *Ganoderma lucidum* polysaccharides ameliorates hepatic steatosis and oxidative stress in db/db mice via targeting nuclear factor E2 (erythroid-derived 2)-related factor-2/heme oxygenase-1（HO-1）Pathway[J]. Med Sci Monit，2020，26:e921905.

# 第5章 维护血管健康的膳食建议

国家心血管病中心发布的《中国心血管健康与疾病报告2021》指出，我国心血管疾病患病率处于持续上升阶段，心血管疾病占因病死亡的40%，已成为健康的头号杀手。在心脏代谢危险因素中，其可改变的危险因素主要包括高血压、血脂、血糖水平、氧化应激和炎症等，其中血脂异常，尤其是 LDL-C 浓度高，与动脉粥样硬化的发生和发展以及心血管疾病事件广泛相关，以上危险因素均与不健康饮食相关。已有多项研究表明，改善饮食的干预措施，能够有效预防心血管疾病，维护血管健康。可见，健康饮食对心血管疾病风险管理至关重要。

## 5.1 膳食建议概述

根据美国心脏协会发布的《2021年改善心血管健康饮食指南》并结合《中国居民膳食指南(2022)》提出维护血管健康的九条膳食建议：

### 1. 吃动平衡

规律且适量的运动对于维护心血管健康有巨大好处。一项荟萃分析表明，运动能够降低33%全因死亡风险和35%心血管疾病死亡风险。运动的健康效应具有剂量依赖性，在一定范围内运动的健康效应随运动量和强度的增加而提升。研究表明，每天5~10分钟的慢跑便可降低心血管疾病死亡风险。根据世界卫生组织的建议，成年人每周进行至少150分钟的适度体育活动能够减少与心血管疾病相关的危险因素，包括改善糖脂代谢、减轻氧化应激及慢性炎症状态、重塑心血管结构和功能和提高心血管胰岛素敏感性和抗损性(具体机制如图 5-1 所示)。

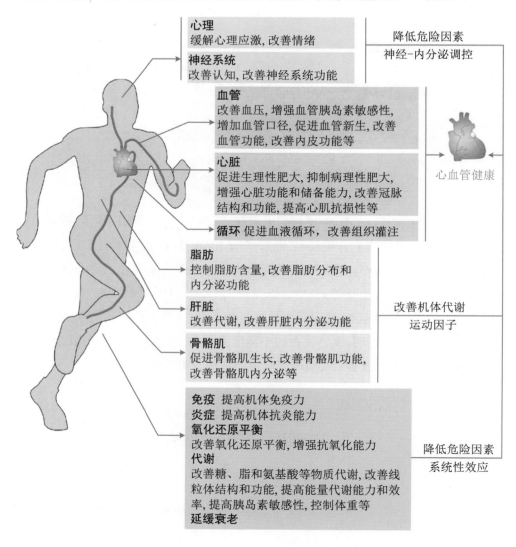

**图 5-1 运动益于心血管健康**

图片来源:《中国科学·生命科学》第 52 卷第 2 期。

除了适量运动外,日常饮食应该食不过量,成人每日总能量摄入在 1600～2400 千卡之间,身体活动的消耗量应占总能量的 15% 以上,即 240～360 千卡。每日能量需求因人而异,受到年龄、性别、体型、运动量等多因素影响。年龄每增加 10 年,日常能量需求会减少 70～100 卡。遵循健康的饮食指导,坚持适量运动,维持能量"收支"平衡,有益于控制体重,降低心血管疾病风险。中国居民膳食指南建议成年人积极进行日常活动和运动,每周至少进行 5 天中等强度身体活动,累计 150 分钟以上,每天进行主动身体活动 6000 步。鼓励适当进行高强度有氧运动,加强抗阻运动,每周 2～3 天。

### 2. 多食富含膳食纤维的食物

膳食纤维能通过增加饱腹感、控制机体葡萄糖吸收、改善肠道菌群等多个方面发挥健康益处。膳食纤维在胃中吸水膨胀增加食物体积,同时延缓胃排空,减慢食物进入小肠的速度,使人更容易产生饱腹感,便于控制食量。此外,膳食纤维能够减少肠道对葡萄糖的吸收,吸附肠道内脂肪、胆固醇和胆汁酸,降低胆固醇吸收率,从而起到降低血糖和降血脂作用。膳食纤维还可通过肠道微生物组发挥作用,改善机体的心血管健康并预防代谢性疾病的发生。

膳食纤维的来源中,主食谷物占 43.4%,蔬菜占 36.2%,而水果只占膳食纤维来源的 4.5%,每天摄入全谷物和杂豆类 50～100 g、薯类 50～100 g、蔬菜 300～500 g、水果 200～350 g、坚果 10 g 等能够充分摄入膳食纤维。用粗粮替代精制主食,多吃蔬菜,用水果、坚果替代其他的零食,都是增加膳食纤维摄入的好方法。值得注意的是,膳食纤维也不是摄入得越多越好,若是每日大于 50 g,也会导致腹部出现不适,增加肠蠕动和增加产气量,同时影响其他营养素的摄入,对于胃肠道功能异常的患者,比如腹泻者,不建议摄入过量膳食纤维。

### 3. 保障优质蛋白的摄入

膳食蛋白质是重要的蛋白质,分为动物蛋白(肉、鱼、家禽、蛋类和奶制品)和植物蛋白(豆类、扁豆、坚果和大豆)。从蛋白质含量来看,禽畜瘦肉、鱼肉、贝类所含的蛋白质在 15%～25%,蔬菜类和谷物类中蛋白质含量比较低,但豆类和坚果类的蛋白质含量在 15%～30%,其中,大豆的蛋白质含量可达到 40% 左右。从蛋白质的吸收来看,动物蛋白因组成和氨基酸比例原因其吸收率和利用率远超于植物蛋白,但动物蛋白的摄入往往伴随着更多饱和脂肪酸的摄入,研究表明,富含动物蛋白和低纤维的饮食会通过对血脂和血压的不良反应来增加心血管疾病的风险。此外,动物蛋白如红肉、加工肉类等可能增加心血管疾病风险,红肉通过多种因素包括饱和脂肪和血红素铁含量,以及左旋肉碱和磷脂酰胆碱的肠道微生物群代谢对心血管疾病产生潜在不利影响。

针对降低心血管疾病风险的蛋白质来源,国际血脂专家组提出"蛋白质来源金字塔",将植物蛋白列在金字塔的顶端,然后依次为鱼类、蛋类和奶制品、禽类、未加工肉类及加工红肉(图 5-2)。专家组建议将日常摄入红肉替换为植物来源蛋白质或鱼类、蛋奶或禽类，能够降低心血管风险，并建议健康成人每日应摄入 0.8 g/kg 左右蛋白质，儿童与孕妇的蛋白质摄入量在 0.85～1.1 g/kg 范围内。对于有较高心脑血管风险的人群，每日摄入的蛋白质组成，植物蛋白与动物蛋白的摄入比值应大于 1，并尽可能地减少红肉的摄入或尽量替换为其他肉类来源。

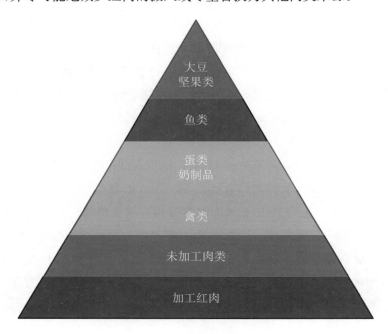

**图 5-2　蛋白质来源金字塔**

建议大家兼顾营养和量的同时在膳食中补充优质蛋白质，比如食用肉类尽量选择瘦肉，烹饪方式尽可能选择蒸、煮、炖等；牛奶尽可能选择鲜奶，血脂比较高的患者也可以选用低脂牛奶；豆类的蛋白质体内利用率较高，是植物蛋白质中的优质来源，有心血管疾病的患者建议多选择植物性蛋白质，尤其是大豆蛋白。

4. 控制饱和脂肪酸的摄入，适量摄入多不饱和脂肪酸

强有力的证据表明，膳食不饱和脂肪酸（多不饱和脂肪酸和单不饱和脂肪酸）对心血管具有一定的益处，特别是当它们取代饱和脂肪和反式脂肪时。摄入过多的反式脂肪酸可使血液中低密度脂蛋白（LDL）和胆固醇含量增加，高密度脂蛋白（HDL）降低，使 HDL/LDL 比例降低；反式脂肪酸可能比饱和脂肪酸更能增加动脉粥样硬化和心脑血管疾病发病的风险，减少脂肪的摄入总量，有利于降低血液中的胆固醇水平。适量摄入 PUFA，如亚油酸、亚麻酸等，这些脂肪酸对心血管健康有益，能降低血清总胆固醇含量和 LDL。多不饱和脂肪酸和单不饱和脂肪酸的具

体作用也不同。例如,富含多不饱和脂肪酸的油脂(如大豆油、花生油)通常引起 HDL 含量的轻微降低,而富含单不饱和脂肪酸的油脂(如橄榄油、茶油)则对 HDL 水平基本无影响。

目前,ω-6 多不饱和脂肪酸(ω-6 PUFA)在日常食用的植物油中含量非常丰富,通过日常的饮食即可获取到足量的 ω-6 PUFA,而 ω-3 PUFA 在日常饮食中摄入量常常是不够的,需要着重选择含量较高的植物油、海洋鱼类和鱼油进行补充。

### 5. 充足的维生素

血管斑块是由胆固醇积聚而成的沉积物,会附着在血管壁上对血液的正常流动形成阻力,从而造成高血压、动脉粥样硬化等影响心血管健康。适当补充维生素,尤其是维生素 C 和维生素 E,有助于保护血管健康,这是因为维生素 C 和维生素 E 具有抗氧化作用,可以帮助清除自由基,减少血管内膜的氧化应激损伤,降低脂质过氧化反应,进而延缓血管斑块的形成。此外,维生素 C 还能够帮助合成胶原蛋白,增强血管弹性,预防血管硬化,维生素 E 能够降低 LDL-C 水平,抑制血小板聚集,舒张冠状动脉以保护血管健康。其他的一些维生素和功能性成分对于维护血管健康也有着重要的作用,例如,B 族维生素可以促进脂肪代谢,降低血液中胆固醇和甘油三酯的含量;维生素 D 可以减轻炎症反应对于冠状动脉的损害,通过抑制组织基质金属蛋白酶的活性,从而减轻炎症反应对于冠状动脉内皮细胞的损害,减轻血管重构,降低发生脂质沉积的概率,减少斑块形成,同时刺激动脉内皮细胞产生内源性的一氧化氮,从而有效抑制氧化应激反应,减少内皮细胞凋亡,改善血管内皮细胞功能;叶酸能够改善血液中血栓素与前列腺素的动态平衡,抑制血小板的聚集和黏附,促进内源性一氧化氮的产生,从而有效改善血管内皮功能等。

根据《中国居民膳食指南(2022)》推荐摄入量,通过日常饮食即可满足对维生素的需求。在日常的饮食中,可以通过增加新鲜水果和蔬菜以及其他富含维生素的食物包括坚果、谷类、禽肉、鱼类等多样化选择摄取各种维生素。同时,注意避免过度加热或过度煮熟食物,长时间高温烹饪食物会破坏食物中的维生素,注意烹调温度和时间以保持食物中维生素的含量。

### 6. 控制食盐的摄入量

高盐饮食会增加血压,增加血管负担,对血管健康不利,这是因为血管内的血液量增多,对血管壁的压力增加,血压就会升高,而钠盐恰恰可以增加血液中水的含量,导致血液总量增多,也被称为水钠潴留。此外,钠盐还能够激活神经内分泌系统,促进血管紧张素等激素激活释放,使血管收缩,升高血压。高钠饮食使血压升高的同时,还可能会引起缺血性心脏病、中风以及肾脏疾病等问题,甚至引起死亡。同时有研究发现,无论有没有高血压,高钠饮食都更容易导致血管动脉粥样硬化。

在日常饮食中,注意减少腌制食品和调味品的摄入,尤其是腌制食品。同时还要注意"隐形盐"的摄入,即酱油、酱类、饼干、薯片等高盐饮食中所含的盐。对于追求重口味的人群来说,可以通过烹饪技巧减少钠摄入,可以选择有味道的食材或巧用调料替代,如洋葱、番茄、青椒和包括花椒、八角等在内的调味品等增加风味。此外,还可以通过使用低钠盐(钾盐)来代替常规食盐。需要注意的是,肾功能正常的人群食用钾盐较安全,但肾功能异常的人群,食用钾盐可能会出现高钾血症,严重时还可能会出现严重心律失常,有肾脏疾病或者排钾困难的人群不适合食用钾盐。但限盐不等于无盐,过度限盐会导致血钠降低,严重者发生低钠血症,当血钠低于120 mmol/L 时,可能会出现生命危险,因此,长期低钠饮食和高钠饮食人群患心血管疾病的风险较高。

### 7. 减少含添加糖食物的摄入量

添加糖是指在制备或加工过程中添加到食品或饮料中的任何糖。常见的添加糖包括葡萄糖、蔗糖、玉米糖浆、蜂蜜、枫糖浆和浓缩果汁添加糖,与2型糖尿病、肥胖和心血管疾病等的发生风险增加密切相关。人造甜味剂的总摄入量促进整体心血管疾病和脑血管疾病的进展,其中,常见甜味剂阿斯巴甜的摄入与脑血管事件风险增加有关。

在日常饮食中,尽量选升糖指数(GI)比较低的食物,限量选择 GI 偏高的食物。GI 代表升血糖的能力。一般来说,白米、白粥等越容易被吸收的食物,GI 越高,容易刺激胰岛素分泌,而粗粮的 GI 较低,可以通过食用粗粮代替细粮。根据《中国居民膳食指南(2022)》,一般人群每天应摄入谷薯类食物 250~400 g,其中全谷物和杂豆类 50~150 g,薯类 50~100 g,也就是说,粗杂粮应占主食的 1/3 左右。同时,可以选择一些含糖分高的水果或果干等代糖,多关注低糖或无糖食品,避免食用含添加糖或人工甜味剂的食物。

### 8. 足量饮水

适当饮水有助于稀释血液,减轻血管负担。值得注意的是,饮水也有一定的时序性,正确饮水有助于维护血管健康。

首先,在清晨喝一杯水,可以有效为身体补充水分,稀释体内黏稠的血液,对预防心血管疾病有一定帮助。这是因为经过一整晚的睡眠后,人体的血液黏稠度增加,如果是心血管疾病患者,其血脂通常较普通人偏高,因此清晨时心血管疾病患者的血液较普通人更为黏稠,更应该在清晨饮水,可以饮用一杯温开水或者一杯柠檬水。柠檬水中加入了新鲜柠檬汁或柠檬片,不仅可以补充水分,还可以补充维生素 C。

其次,人体平均一晚排出 450 mL 水量,而血液最黏稠的时间段是半夜到清晨。可以通过在睡前适当饮水以稀释血液黏稠度,减少血栓的形成,降低心血管疾病的发生。饮水半杯即可,否则造成频繁起夜,影响睡眠。对于老年人建议在白天多次少量饮水,每次保持在 100 mL,饮水总量 1500~1700 mL,以保持体内水分。

### 9. 戒烟限酒

吸烟、饮酒与血管健康密切相关。据报道,约 1/3 的人吸烟相关死亡与心血管疾病有关。烟草含有一氧化碳、尼古丁、焦油等大量有害物质,诱导机体氧化应激、损害血管内皮,影响血管正常的收缩、舒张,促进血栓形成,同时导致甘油三酯、低密度脂蛋白胆固醇("坏胆固醇")异常升高,高密度脂蛋白胆固醇("好胆固醇")降低,使脂质代谢紊乱,最终促成动脉粥样硬化,引起冠心病、高血压、外周动脉疾病等多种心血管疾病。"烟酒不分家",酗酒会诱导烟瘾发作。此外,饮酒会增加血液中甘油三酯水平,促进脂肪肝的发生与进展。《中国居民膳食指南(2022)》指出,儿童少年、孕妇、乳母不应饮酒。成人男性一天饮用酒的酒精量不超过 25 g,成年女性不超过 15 g。

遵循以上九条心血管健康相关的饮食原则,坚持选择健康食物,保持吃动平衡,养成良好的生活习惯和健康意识,无论是对于心血管疾病的防治,还是对机体保持一个良好的健康状态,均有极大益处。

## 参考文献

[1] Lichtenstein A H, Appel L J, Vadiveloo M, et al. 2021 Dietary Guidance to Improve Cardiovascular Health: A Scientific Statement From the American Heart Association [J]. Circulation, 2021, 144(23): e472-e487.

[2] Nocon M, Hiemann T, Müller-Riemenschneider F, et al. Association of physical activity with all-cause and cardiovascular mortality: a systematic review and meta-analysis[J]. Eur J Cardiovasc Prev Rehabil, 2008, 15(3): 239-246.

[3] Richter C K, Skulas-Ray A C, Champagne C M, et al. Plant protein and animal pro-

teins：do they differentially affect cardiovascular disease risk？[J]. Adv Nutr,2015,6（6）:712-728.

[4] Zhubi-Bakija F，Bajraktari G，Bytyçi I，et al. The impact of type of dietary protein，animal versus vegetable，in modifying cardiometabolic risk factors：A position paper from the International Lipid Expert Panel（ILEP）[J]. Clin Nutr,2021,40（1）:255-276.

[5] 杨华.维生素 C 心血管健康的保护神[J].心血管病防治知识,2015(6):2.

[6] Guía-Galipienso F D L，Martínez-Ferran M，Vallecillo N，et al. Vitamin D and cardiovascular health[J]. Clin Nutr,2021,40（5）:2946-2957.

[7] Mazza E，Ferro Y，Lamprinoudi T，et al. Relationship between high sodium and low PUFA intake and carotid atherosclerosis in elderly women[J]. Exp Gerontol,2018,108:256-261.

[8] Debras C，Chazelas E，Sellem L，et al. Artificial sweeteners and risk of cardiovascular diseases：results from the prospective NutriNet-Santé cohort[J]. BMJ,2022,378:e071204.

[9] 朱珍妮.国民营养科普丛书:心血管疾病膳食指导[M].北京:人民卫生出版社,2022.

# 5.2　健康的饮食模式

除了上述的九条心血管健康相关饮食原则外,健康的饮食模式也有助于降低心血管疾病等慢性疾病的发生率。在最新的《美国新闻与世界报道》年度最佳饮食排行榜中,DASH 饮食和地中海饮食被并列评为最有益心脏健康的饮食和最佳的健康饮食方法。

DASH 饮食是 1997 年由美国的一项大型高血压防治计划发展出来的饮食,该模式的原则:DASH 饮食是一种健康饮食计划,旨在帮助预防或治疗高血压。它还可能有助于降低与心脏病相关的胆固醇,称为低密度脂蛋白（LDL）胆固醇。DASH 饮食模式富含蔬菜、水果、全谷物、低脂或无脂乳制品、海鲜、去皮禽肉、豆类和坚果;适量饮酒（成人）;红肉和加工肉类含量低;精制谷物、含糖食品和饮料含量低。

地中海饮食得名于地中海周边的西班牙、意大利、法国和希腊等一些国家,以健康、清淡、简单而又营养全面著称的饮食风格。与 DASH 饮食模式一样,地中海饮食模式富含水果、蔬菜、全谷物、豆类、无盐坚果和种子以及橄榄油;少量到中等量的红葡萄酒(在饮酒的个体中)、鱼、去皮禽肉和低脂乳制品;较低的红肉摄入。

ACC/AHA 对 ASCVD 预防的营养和饮食建议总结如表 5-1 所示,并且对影响 ASCVD 风险的其他因素包括超重/肥胖、T2DM、高血压等人群总结了相关的膳食建议。

表 5-1 ACC/AHA 关于 ASCVD 预防的营养和饮食建议

| 推荐级别 | 证据水平 | 建　　议 |
|---|---|---|
| Ⅰ(强) | B-R | 1. 建议食用以蔬菜、水果、豆类、坚果、全谷物和鱼为主的饮食来减少 ASCVD 危险因素 |
| Ⅱa(中等) | B-NR | 2. 食用膳食单不饱和和多不饱和脂肪酸替代饱和脂肪酸有助于降低 ASCVD 风险 |
| Ⅱa(中等) | B-NR | 3. 减少饮食中的胆固醇和钠含量有助于降低 ASCVD 风险 |
| Ⅱa(中等) | B-NR | 4. 作为健康饮食的一部分,应尽量减少加工肉类、精制碳水化合物和含糖饮料的摄入以降低 ASCVD 风险 |
| Ⅲ-危害 | B-NR | 5. 作为健康饮食的一部分,应避免摄入反式脂肪酸以降低 ASCVD 风险 |

注:R,随机;NR,非随机;B,中等质量。

### 1. ACC/AHA 针对超重和肥胖成人的营养和饮食建议

ACC/AHA 针对超重和肥胖成人的营养和饮食建议的总结见表 5-2。与体重正常的个体相比,肥胖($BMI \geqslant 30 \ kg/m^2$)或超重(BMI 为 $25 \sim 29.9 \ kg/m^2$)的成人发生 ASCVD、心衰和房颤的风险更高。肥胖相关营养问题的核心是热量摄入和热量消耗的平衡原则。通过全面的生活方式干预,减重 $5\% \sim 10\%$ 可改善血压,延缓 T2DM 的发生,改善 T2DM 的血糖控制,并改善血脂状况。建议对所有 $BMI < 35 \ kg/m^2$ 的患者进行腰围测量。研究显示,与心血管代谢风险相关的腰围阈值存在种族差异。

Cheong 等计算了多民族的马来西亚人群(包括马来人、中国人和印度人)的最佳 BMI 界值,并建议亚洲男性和女性的界值分别为 $23.0 \ kg/m^2$ 和 $24.0 \ kg/m^2$。国际糖尿病联盟已经为欧洲人群(男性>94 cm,女性>80 cm)和亚洲人群(男性>90 cm,女性>80 cm)的腰围阈值建立了不同的界值。在亚洲人中,对腹型肥胖患者进行腰围的测量可能比 BMI 更有用。咨询注册营养师（RDN）或参与多学科生活方式干预项目，包括热量限制和辅助疗法（例如，RDN 提供的营养和生活方式咨询、FDA 批准的药物、减重手术），与腰围、血脂、A1c 和血压的降低显著相关。

表 5-2　ACC/AHA 针对超重和肥胖成人的营养建议

| 推荐级别 | 证据水平 | 建　　议 |
|---|---|---|
| Ⅰ（强） | B-R | 1. 对于超重和肥胖的个体，建议通过减重来改善 ASCVD 危险因素 |
| Ⅰ（强） | B-R | 2. 对于超重和肥胖的成人，建议通过咨询和综合生活方式干预，包括热量限制，来实现减重和保持体重。 |
| Ⅰ（强） | C-EO | 3. 建议每年或更频繁地计算体重指数（BMI）来识别成人超重和肥胖进而考虑是否需要减重 |
| Ⅱa | B-NR | 4. 可以通过测量腰围来识别具有较高心血管代谢风险 |

注：R，随机；NR，非随机；B，中等质量；EO，专家意见。

**2. ACC/AHA 针对 2 型糖尿病成人患者的营养建议**

ACC/AHA 针对 2 型糖尿病（T2DM）成人患者的营养和饮食建议的总结见表 5-3。心脏健康饮食模式是治疗 T2DM 的关键干预措施。地中海饮食、DASH 饮食和素食/纯素食均已被证明可以减轻 T2DM 患者的体重并改善血糖。减重是 T2DM 的基本治疗部分，如果需要，应调整饮食建议以实现减重目的。制定适当的营养计划需要时间和精力，最好在注册营养师或多学科的糖尿病教育项目的帮助下完成。

表 5-3　ACC/AHA 针对 2 型糖尿病成人患者的营养建议

| 推荐级别 | 证据水平 | 建　　议 |
|---|---|---|
| Ⅰ（强） | A（高质量证据） | 对于所有患有 T2DM 的成人，建议量身定制以心脏健康饮食模式为重点的营养计划，以改善血糖水平，必要时减重，并改善其他 ASCVD 危险因素 |

**3. 针对高血压防治的营养建议**

最受支持的高血压营养干预措施及其对高血压防治的影响的总结见表 5-4。

表 5-4　最受支持的高血压营养干预措施及其对高血压防治的影响

| 营养干预的类别 | 目　　标 | 对高血压患者的收缩压的影响 | 对血压正常者的收缩压的影响 |
|---|---|---|---|
| 减重 | 最佳目标是理想体重,但对大多数超重的成人来说,目标应是至少减轻 1 kg 体重。每减少 1 kg 体重预计会降低 1 mmHg 的血压 | − 5 mmHg | − 2/3 mmHg |
| 高血压防治饮食模式(DASH)[a] | 食用富含水果、蔬菜、全谷物和低脂乳制品的食物,减少饱和脂肪和总脂肪的摄入量 | − 11 mmHg | − 3 mmHg |
| 减少膳食中钠的摄入 | 最理想的目标是减少到<1500 mg/d,但对于大多数成人而言,减钠的幅度应该至少达到 1000 mg/d | − 5/6 mmHg | − 2/3 mmHg |
| 增加膳食中钾的摄入 | 目标是 3500～5000 mg/d,最好是通过食用富含钾的食物补充 | − 4/5 mmHg | − 2 mmHg |
| 适量饮酒 | 饮酒者的饮酒量,减少酒精摄入量到:男性每天不超过 2 份,女性每天不超过 1 份[b] | − 4 mmHg | − 3 mmHg |

注:a. 有关 DASH 饮食的详细信息可通过美国国立心肺血液研究所(NHLBI)(S4.4-81)和 Dashdiet.org 获得。

　　b. 在美国,一份"标准"的酒精饮品含有大约 14 g 纯酒精,通常存在于 12 盎司普通啤酒(酒精含量通常为约 5%)、5 盎司葡萄酒(酒精含量通常约 12%)或者 1.5 盎司蒸馏酒(酒精含量通常约 40%)。

**4. 关于优化 LDL-C 和非 HDL-C 并降低 ASCVD 风险的营养目标**

ACC/AHA 和美国国家脂质学会(NLA)关于优化 LDL-C 和非 HDL-C 并降低 ASCVD 风险的营养目标如下:

(1)如果超重,建议减重 5%～10%。

(2)将饱和脂肪酸的摄入量降低至总能量摄入的 7% 以下,将膳食胆固醇的摄入量降低至<200 mg/d。

(3)避免反式脂肪酸摄入。

(4)减少添加糖的摄入

（5）遵循以植物性蛋白质摄入为重点的心脏健康饮食模式。

（6）将黏性膳食纤维的摄入量增加到 5～10 g/d，植物甾醇/甾烷醇的摄入量增加到 2 g/d。

### 5. 血脂异常和心血管代谢危险因素的营养指标判定标准

血脂异常和心血管代谢危险因素的营养指标判定标准是：

（1）低密度胆固醇（LDL-C）、甘油三酯（TG）和非高密度胆固醇（非 HDL-C）水平异常。

（2）超重（BMI 为 24.9～29.9 kg/m²）。

（3）一级肥胖（BMI 为 30～34.9 kg/m²）、二级肥胖（BMI 为 35～39.9 kg/m²）或三级肥胖（BMI 为>40 kg/m²）。

（4）膳食饱和脂肪酸的摄入量大于每日总能量摄入的 7%，特别是大于每日总能量的 10%时。

（5）糖尿病控制不佳，即 HbA1c>7%。

（6）久坐的生活方式。

（7）腹型肥胖：男性腰围≥90 cm，女性腰围≥85 cm。

（8）空腹血糖≥100 mg/dL。

（9）精制碳水化合物的摄入量超过总能量摄入的 10%。

（10）酒精摄入伴有高甘油三酯或超重、肥胖。

### 6. 降低 LDL-C、非 HDL-C 和 ASCVD 风险的心脏健康饮食模式

实现心血管健康的饮食指南应坚持采用心脏健康饮食模式。以心脏健康饮食模式为核心的膳食指南更可能提升饮食质量并促进心血管健康。来自随机对照试验的科学证据表明，LDL-C 或非 HDL-C 水平每降低 1%与 5 年内冠心病（CHD）事件的风险降低 1%显著相关。如果减重 5～8 kg 并且维持体重将使 LDL-C 降低 5 mg/dL、HDL-C 增加 2～3 mg/dL。体重减轻 3 kg 可使 TG 降低 15 mg/dL。饮食和生活方式也与非传统的危险因素相关，包括炎症标志物、胰岛素抵抗、氧化应激和血栓形成。

心脏健康饮食模式中的饱和脂肪酸和胆固醇摄入量均较低。这些饮食模式都包含较高的水果、蔬菜、全谷物、低脂或无脂乳制品、瘦蛋白来源、豆类、坚果、种子和液态植物油摄入；较低的红肉和加工肉类摄入；较低的精制谷物、含糖食品和含糖饮料摄入。

值得注意的是，除上述膳食建议外，心理健康也与心血管风险、发病和复发有

密切关系。研究发现,经常发脾气的人房颤和心梗风险高,心血管死亡风险也较高。近期,美国心脏协会将心理健康纳入心血管健康的重要组成部分,与良好睡眠、饮食、运动、血糖管理、血压管理、体重管理、控制胆固醇、戒烟共同组成了"生命的九个关键要素"。故在注重饮食习惯的同时保持乐观的心态,有助于降低心血管风险,改善健康水平。

## 参考文献

[1] Sikand G. Dietary strategies for atherosclerotic cardiovascular risk reduction[M]// Wong N D, Amsterdam E A, Toth P P, Cham, ASPC manual of preventive cardiology. Springer International Publishing, 2021:73-97.

[2] Arnett D K, Chazelas E, Sellem L, et al. ACC/AHA guideline on the primary prevention of cardiovascular disease: a report of the American College of Cardiology/American Heart Association Task Force on Clinical Practice Guidelines[J]. J Am Coll Cardiol, 2019,74(10):1376-1414.

[3] Richter C K, Skulas-Ray A C, Champagne C M, et al. Plant protein and animal proteins: do they differentially affect cardiovascular disease risk? [J]. Adv Nutr, 2015, 6 (6):712-728.

[4] Zhubi-Bakija F, Bajraktari G, Bytyçi I, et al. The impact of type of dietary protein, animal versus vegetable, in modifying cardiometabolic risk factors: A position paper from the International Lipid Expert Panel (ILEP)[J]. Clin Nutr, 2021, 40(1):255-276.

[5] 杨华.维生素 C 心血管健康的保护神[J].心血管病防治知识, 2015(6):2.

[6] Gaffey A E, Rollman B L, Burg M M, et al. Strengthening the Pillars of Cardiovascular Health: Psychological Health is a Crucial Component[J]. Circulation, 2024,149(9): 641-643.

# 附　　　录

　　2023—2024年,国家卫生健康委员会印发了由中国疾病预防控制中心营养与健康所牵头编制的成人高血压食养指南(2023年版)、成人高脂血症食养指南(2023年版)、成人糖尿病食养指南(2023年版)、成人高尿酸血症及痛风食养指南(2024年版)等5项食养指南。主要内容介绍如下:

## 成人高血压食养指南(2023年版)

### 食养原则和建议

　　成人高血压食养指南原则和建议如附图1所示。

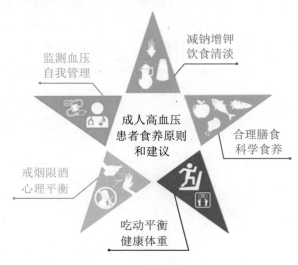

**附图1　食养原则和建议**
图片来源于成人高血压食养指南(2023年版)。

## 1. 减钠增钾,饮食清淡

每人每日食盐摄入量逐步降至 5 g 以下,不仅注意家庭烹调盐,还要注意高盐调味品以及加工食品中的钠含量。增加富钾食物(如新鲜蔬菜、水果和豆类等)的摄入量;肾功能良好者可选择高钾低钠盐。同时,高血压患者要注意限制膳食脂肪和胆固醇摄入量,包括油炸食品和动物内脏。少吃加工红肉制品,如培根、香肠、腊肠等。

## 2. 合理膳食,科学食养

遵循合理膳食原则,丰富食物品种,做到食物多样,合理安排一日三餐。推荐高血压患者多吃含膳食纤维丰富的蔬果,且深色蔬菜要占到总蔬菜量的一半以上,蔬菜和水果不能相互替代;摄入适量的谷类、薯类,其中全谷物或杂豆占谷类的 1/4～1/2;适当补充蛋白质,可多选择奶类、鱼类、大豆及其制品作为蛋白质来源;限制添加糖摄入;减少摄入食盐及含钠调味品(酱油、酱类、蚝油、鸡精、味精等)。

## 3. 吃动平衡,健康体重

推荐将体重维持在健康范围内:体质指数(BMI)在 $18.5～23.9 \text{ kg/m}^2$ (65 岁以上老年人可适当增加);男性腰围＜85 cm,女性腰围＜80 cm。建议所有超重和肥胖高血压患者减重。控制体重,包括控制能量摄入和增加身体活动。

## 4. 戒烟限酒,心理平衡

不吸烟,彻底戒烟,避免被动吸烟。不饮或限制饮酒。减轻精神压力,保持心理平衡。规律作息,保证充足睡眠,不熬夜。

## 5. 监测血压,自我管理

定期监测血压,了解血压数值及达标状态,遵医嘱进行生活方式干预,坚持长期治疗,自我管理。根据患者的心血管总体风险及血压水平进行随诊。

## 食物选择

如附表 1 所示。

**附表 1 食物选择**

| 食物类别 | 相　关　建　议 |
|---|---|
| 谷类和薯类 | 增加全谷物和薯类食物摄入,粗细搭配。推荐成年居民每天摄入谷类食物(大米、小麦、玉米、小米等)200~300 g(其中包含全谷物和杂豆类 50~150 g),薯类(红薯、山药等)50~100 g;少食用或不食用加入钠盐的谷类制品,如咸味面包、方便面、挂面等 |
| 动物性食物 | 选择鱼、禽、蛋和瘦肉,平均每天 120~200 g,少食用或不食用高盐、高脂肪、高胆固醇的动物性食物。推荐吃各种各样的奶制品,摄入量相当于每天 300 mL 以上液态奶 |
| 大豆及其制品 | 每日食用适量的大豆及其制品,例如大豆、青豆、豆腐、豆浆、豆腐干等。推荐每日摄入大豆 15~25g,相当于豆浆 220~360g 或者南豆腐 84~140g,其他豆制品按蛋白质含量折算。少食豆豉、豆瓣酱、腐乳等 |
| 蔬菜和水果 | 每日新鲜蔬菜摄入不少于 300 g,至少 3 种,最好 5 种以上,且深色蔬菜要占到总蔬菜量的一半以上;推荐富钾蔬菜,例如菠菜、芥蓝、莴笋叶、空心菜、苋菜、口蘑等;水果每日摄入 200~350 g,至少 1 种,最好 2 种以上 |
| 坚果 | 推荐食用原味坚果,每周 50~70 g,食用坚果时应注意控制摄入的总能量,合并超重和肥胖者应注意避免脂肪摄入过多 |
| 油脂 | 优先选择富含不饱和脂肪酸的菜籽油、亚麻籽油、橄榄油、葵花籽油、玉米油等。推荐交替使用不同种类的植物油,每天控制在 25~30 g。少食用或不食用油炸和含反式脂肪酸的食品 |
| 酒 | 不宜饮酒,饮酒者尽量戒酒。即使少量饮酒也会对健康造成不良影响 |
| 水、饮料 | 不宜饮用含糖饮料,推荐白水,保证摄入充足水分。在温和气候条件下,轻身体活动水平成年人每天喝水 1500~1700 mL |
| 调味品 | 减少摄入食盐及含钠调味品(酱油、酱类、蚝油、鸡精、味精等),每日钠摄入量不超过 2000 mg(相当于食盐 5 g) |
| 其他 | 少食用或不食用特别辛辣和刺激性的食物,不推荐饮用浓茶和浓咖啡 |

更多食养建议详见《成人高血压食养指南(2023 年版)》。

# 成人高脂血症食养指南(2023 年版)

## 食养原则和建议

成人高脂血症食养原则和建议如附图 2 所示。

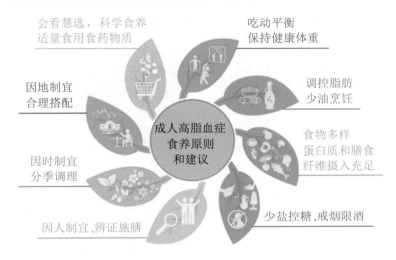

**附图 2　食养原则和建议**

图片来源于成人高脂血症食养指南(2023 年版)。

## 1. 吃动平衡,保持健康体重

· 对于超重和肥胖人群每天可减少 300～500 千卡的能量摄入,通过控制能量摄入以减重。

· 除部分不宜进行运动人群外,高脂血症人群每周 5～7 次体育锻炼或身体活动,每次 30 分钟中等及以上强度身体运动。运动方式可选择健走、跑步、游泳、爬山和球类运动等,每天锻炼至少消耗 200 千卡。

## 2. 调控脂肪,少油烹饪

· 限制总脂肪、饱和脂肪、胆固醇和反式脂肪酸的摄入。脂肪摄入量以占总能量 20%～25% 为宜,高甘油三酯血症者更应尽可能减少每日脂肪摄入总量。

  • 每日烹调油应不超过 25g。饱和脂肪摄入量应少于总能量的 10%。高胆固醇血症者应降低饱和脂肪摄入量,使其低于总能量的 7%。胆固醇每日摄入量应少于 300 mg,而高胆固醇血症者每日胆固醇摄入量应少于 200 mg。

  • 反式脂肪酸摄入量应低于总能量的 1%,即每天不宜超过 2 g。适当增加不饱和脂肪酸的摄入,富含 ω-3 系列多不饱和脂肪酸的食物,可适当多吃。

## 3. 食物多样,蛋白质和膳食纤维摄入充足

  • 在主食中应适当控制精白米面摄入,适量多吃含膳食纤维丰富的食物,如全谷物、杂豆类、蔬菜等。

  • 推荐每日膳食中包含 25～40 g 膳食纤维(其中 7～13 g 水溶性膳食纤维)。

  • 蛋白质摄入充足。动物蛋白摄入可选择适当摄入脂肪含量较低的鱼虾类、去皮禽肉、瘦肉等,选择脱脂或低脂牛奶等,提高大豆蛋白等植物性蛋白质的摄入。

## 4. 少盐控糖,戒烟限酒

  • 培养清淡口味。食盐用量每日不宜超过 5 g,限制添加糖的摄入,少吃甜食。

  • 生活作息应规律,保持乐观、愉快的情绪,劳逸结合,睡眠充足,戒烟限酒。

## 5. 因人制宜,辨证施膳

综合考虑膳食搭配的原则,给予个性化食养方案,以达到精准施膳的目的。

## 6. 因时制宜,分季调理

如附图 3 所示。

## 7. 因地制宜,合理搭配

通过看营养标签选择脂肪含量低的食品,科学合理选择。适当多吃富含植物甾醇、多糖等植物化学物的食物,每日可摄入 2 g 左右植物甾醇。

如附图 4 所示。

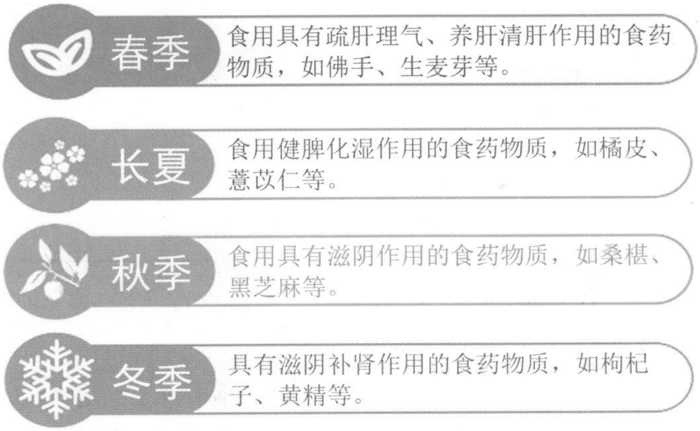

 **春季** 食用具有疏肝理气、养肝清肝作用的食药物质，如佛手、生麦芽等。

 **长夏** 食用健脾化湿作用的食药物质，如橘皮、薏苡仁等。

 **秋季** 食用具有滋阴作用的食药物质，如桑椹、黑芝麻等。

 **冬季** 具有滋阴补肾作用的食药物质，如枸杞子、黄精等。

**附图 3　分季调理**

图片来源于成人高脂血症食养指南（2023 年版）。

### 北方地区

多食新鲜蔬果、鱼虾类、奶类、豆类，适当食用具有祛湿化痰的食药物质。

### 南方地区

（亚热带季风气候）

控制油、盐摄入量，增加粗粮摄入，食用有祛湿化痰、益气健脾作用的食药物质。

### 西北地区

（温带大陆性气候）

在蛋白质摄入充足的条件下，减少牛羊肉的食用（可由去皮禽肉、鱼虾等代替），多食蔬菜和水果，食用有滋养肝肾作用的食药物质。

### 青藏地区

（高原山地气候）

多食用去皮禽肉、鱼虾等动物蛋白，并补充大豆蛋白等优质植物蛋白，增加蔬菜水果的摄入。

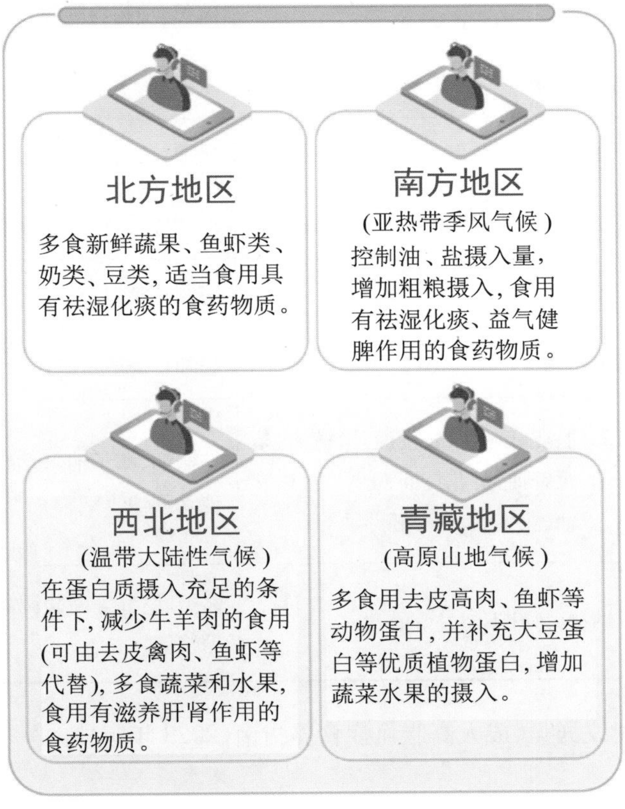

**附图 4　因地制宜**

图片来源于成人高脂血症食养指南（2023 年版）。

## 食物选择

如附表 2 所示。

附表 2　食物选择

| 食物类别 | 宜选择的品种 | 减少、限制的品种 |
| --- | --- | --- |
| 谷薯类 | 糙米、全麦面粉、玉米、青稞、荞麦、黄米、燕麦、小米、高粱、藜麦、红薯、紫薯等 | 黄油面包、糕点等高能量加工食品，以及油条、油饼等油煎油炸食品 |
| 肉类 | 鱼虾类、瘦肉、去皮禽肉等 | 肥肉、加工肉制品、咸肉、鱼籽、蟹黄、鱿鱼、动物内脏等 |
| 蛋类 | 鸡蛋、鸭蛋等 | 咸蛋等 |
| 奶类 | 脱脂奶、低脂奶、鲜牛奶、低糖酸奶等 | 奶油、黄油等 |
| 大豆及制品类 | 黄豆、黑豆、青豆、豆腐、豆腐干等 | 油豆腐皮、豆腐泡等油炸豆制品 |
| 蔬菜类 | 新鲜蔬菜 | 腌制蔬菜 |
| 水果类 | 新鲜水果 | 添加糖高的水果制品 |
| 食用油 | 紫苏油、亚麻籽油、核桃油、橄榄油、茶籽油、菜籽油、葵花籽油、玉米油、芝麻油、豆油、花生油、青稞胚芽油等 | 棕榈油、椰子油，猪油、牛油、羊油及其他动物油 |
| 调味品 | 低钠盐（每日不超过 5 g） | 酱类、腐乳等高盐调味品；红糖、白糖、糖浆等 |

更多食养建议详见《成人高脂血症食养指南（2023 年版）》。

# 成人糖尿病食养指南（2023 年版）

## 食养原则和建议

成人糖尿病食养原则和建议如附图 5 所示。

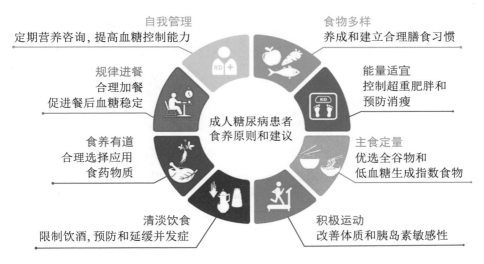

**附图 5　食养原则和建议**

图片来源于成人糖尿病食养指南（2023 年版）。

## 1. 食物多样，养成和建立合理膳食习惯

遵循平衡膳食的原则，做到食物多样、主食定量、蔬果奶豆丰富、肉类恰当，少油、少盐、少糖。

## 2. 能量适宜，控制超重肥胖和预防消瘦

推荐糖尿病患者膳食能量的宏量营养素占总能量比分别为：蛋白质 15%～20%、碳水化合物 45%～60%、脂肪 20%～35%。合并消瘦或营养不良的患者，应在营养师等营养指导人员的指导下，通过增加膳食能量、蛋白质的供给，结合抗阻运动，

增加体重,达到和维持理想体重。老龄患者应特别注意预防肌肉衰减并保持健康体重。

### 3．主食定量,优选全谷物和低血糖生成指数食物

选择低 GI 食物有利于餐后血糖控制,在选择主食或谷物类食物时,可参考我国常见食物的血糖生成指数表。主食定量,不宜过多,多选全谷物和低 GI 食物;其中全谷物和杂豆类等低 GI 食物,应占主食的 1/3 以上。

### 4．积极运动,改善体质和胰岛素敏感性

糖尿病患者可在餐后运动,每周至少 5 天,每次 30～45 分钟,中等强度运动要占 50% 以上,循序渐进,持之以恒。运动不仅对控制血糖大有益处,对整个身体健康都有非常重要的作用。

### 5．清淡饮食,限制饮酒,预防和延缓并发症

清淡饮食,控制油、盐、糖用量。饮酒会导致血糖波动,并伴随大量食物摄入,从而引起血糖升高。油、盐、糖、酒摄入过多,对血糖、血脂和血压等代谢指标均不利。

### 6．食养有道,合理选择应用食药物质

中医食养是以中医理论为基本指导,以性味较为平和的食物以及食药物质,通过"扶正"与"纠偏",使人体达到"阴平阳秘"的健康状态。坚持辨证施膳的原则,因人、因时、因地制宜。

中医学自古以来就有"药食同源"的理论。按照中医辨证论治原则,阴虚热盛证采用具有养阴清热作用的食药物质,如桑叶、决明子、莲子等;气阴两虚证采用具有益气养阴作用的食药物质,如桑椹、枸杞子、葛根等;阴阳两虚证可选用山药、茯苓、肉桂等。把日常膳食和传统中医养生食谱相结合。

### 7．规律进餐,合理加餐,促进餐后血糖稳定

定时定量进餐,可避免过度饥饿引起的饱食中枢反应迟钝而导致的进食过量。不暴饮暴食,不随意进食零食、饮料。进行标准化、定量的营养配餐,合理计划餐次和能量分配。对于病程长、注射胰岛素的患者,应进行血糖监测,用膳食调节,保持血糖稳定。

## 8. 自我管理,定期营养咨询,提高血糖控制能力

切实重视、学习糖尿病知识和自我管理技能。应建立与临床经验丰富的营养师、医师团队的咨询和随访服务关系,主动进行定期的咨询和膳食指导。保持健康的生活方式,并控制血糖预防并发症发生发展。

## 食物选择

食物血糖生成指数(GI)是一项反映食物生理学效应的参数,用于衡量人体进食一定量富含碳水化合物的食物后,所引起的 2 小时内血糖变化大小。低 GI 食物对血糖影响较小,有利于餐后血糖控制,所以糖尿病患者应多选低 GI 食物。

以一次性摄入 50 g 葡萄糖的 GI 为 100,摄入含等量碳水化合物的食物后,尤其是以谷、薯、杂豆为主要原料制成的食品,如果:GI≤55,为低 GI 食物;55<GI≤70,为中 GI 食物;GI>70,为高 GI 食物。

所有食物注意食不过量。低 GI 食物如进食过多也会加重餐后血糖负担;高 GI 食物并非完全限制食用,适当少食并通过合理搭配也能帮助维持血糖稳态。

各类食物的 GI 分类见附表 3。

附表 3　食物 GI 分类

| 食物分类 | | 食 品 名 称 | GI 分类 |
|---|---|---|---|
| 谷类及制品 | 整谷粒 | 小麦、大麦、黑麦、荞麦、黑米、莜麦、燕麦、青稞、玉米 | 低 |
| | 谷麸 | 稻麸、燕麦麸、青稞麸 | 低 |
| | 米饭 | 糙米饭 | 中 |
| | | 大米饭、糯米饭、速食米饭 | 高 |
| | 粥 | 玉米粒粥、燕麦片粥 | 低 |
| | | 小米粥 | 中 |
| | | 即食大米粥 | 高 |
| | 馒头 | 白面馒头 | 高 |
| | 面(粉)条 | 强化蛋白面条,加鸡蛋面条;硬质小麦面条、通心面、意大利面、乌冬面 | 低 |
| | | 全麦面、黄豆挂面、荞麦面条、玉米面粗粉 | 中 |

续表

| 食物分类 | | 食品名称 | GI分类 |
|---|---|---|---|
| 谷类及制品 | 饼 | 玉米饼、薄煎饼 | 低 |
| | | 印度卷饼、比萨饼（含乳酪） | 中 |
| | | 烙饼、米饼 | 高 |
| 方便食品 | 面包 | 黑麦粒面包、大麦粒面包、小麦粒面包 | 低 |
| | | 全麦面包、大麦面包、燕麦面包、高纤面包 | 中 |
| | | 白面包 | 高 |
| | 饼干 | 燕麦粗粉饼干、牛奶香脆饼干 | 低 |
| | | 小麦饼干、油酥脆饼干 | 中 |
| | | 苏打饼干、华夫饼干、膨化薄脆饼干 | 高 |
| 薯类、淀粉及制品 | | 山药、雪魔芋、芋头（蒸）、山芋、土豆粉条、藕粉、苕粉、豌豆粉丝 | 低 |
| | | 土豆（煮、蒸、烤）、土豆片（油炸） | 中 |
| | | 土豆泥、红薯（煮） | 高 |
| 豆类及制品 | | 黄豆、黑豆、青豆、绿豆、蚕豆、鹰嘴豆、芸豆 | 低 |
| | | 豆腐、豆腐干 | 低 |
| 蔬菜 | | 芦笋、菜花、西兰花、芹菜、黄瓜、茄子、莴笋、生菜、青椒、番茄、菠菜 | 低 |
| | | 甜菜 | 中 |
| | | 南瓜 | 高 |
| 水果及制品 | | 苹果、梨、桃、李子、樱桃、葡萄、猕猴桃、柑橘、芒果、芭蕉、香蕉、草莓 | 低 |
| | | 菠萝、哈密瓜、水果罐头（如桃、杏）、葡萄干 | 中 |
| | | 西瓜 | 高 |
| 乳及乳制品 | | 牛奶、奶粉、酸奶、酸乳酪 | 低 |
| 坚果、种子 | | 花生、腰果 | 低 |
| 糖果类 | | 巧克力、乳糖 | 低 |
| | | 葡萄糖、麦芽糖、白糖、蜂蜜、胶质软糖 | 高 |

更多建议请见《成人糖尿病食养指南（2023年版）》。

# 成人高尿酸血症与痛风食养指南（2024 年版）

## 食养原则和建议

成人高尿酸血症及痛风食养原则和建议如附图 6 所示。

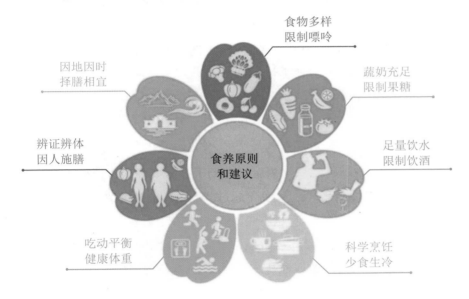

**附图 6　成人高尿酸血症及痛风食养原则和建议**

图片来源于成人高尿酸血症及痛风食养指南（2024 年版）。

## 1. 食物多样,限制嘌呤

- 以低嘌呤膳食为主。
- 选择低血糖生成指数的碳水化合物类食物,每天全谷物食物不低于主食量的 30%,膳食纤维摄入量达到 25～30 g。

## 2. 蔬奶充足,限制果糖

- 推荐每天摄入不少于 500 g 新鲜蔬菜,深色蔬菜(如紫甘蓝、胡萝卜)应当占一半以上。

- 乳蛋白促进尿酸排泄,鼓励每天摄入 300 mL 以上或相当量的奶及奶制品。
- 建议每天水果摄入量 200~350 g。尽管水果中含有果糖,但水果中的维生素 C、黄酮、多酚、钾、膳食纤维等营养成分可改变果糖对尿酸的影响作用,因此水果的摄入量与痛风无显著相关性。限制果糖含量较高的食品。

### 3．足量饮水,限制饮酒

- 每天建议 2000~3000 mL 饮水。优先选用白水,也可饮用柠檬水、淡茶、无糖咖啡及苏打水,但应避免过量饮用浓茶、浓咖啡等,避免饮用生冷饮品。
- 黄酒的嘌呤含量较高,其次是啤酒。白酒的嘌呤含量虽然低,但是白酒的酒精度数较高,容易使体内乳酸堆积,抑制尿酸排泄。因此,应限制饮酒,且急性痛风发作、药物控制不佳或慢性痛风性关节炎的患者应不饮酒。

### 4．科学烹饪,少食生冷

- 少盐少油、减少调味品、清淡膳食有助于控制或降低血尿酸水平。推荐每天食盐摄入量不超过 5 g,每天烹调油不超过 25~30 g。减少油炸、煎制、卤制等烹饪方式,提倡肉类汆煮后食用,尽量不喝汤,不吃腊制、腌制或熏制的肉类。
- 对于高尿酸血症与痛风人群,经常食用生冷食品如冰激凌、生冷海鲜等容易损伤脾胃功能,同时可导致尿酸盐结晶析出增加,诱使痛风发作。因此,痛风患者应少吃生冷食品。

### 5．吃动平衡,健康体重

超重肥胖的高尿酸血症与痛风人群应在满足每天必需营养需要的基础上,通过改善膳食结构和增加规律运动,实现能量摄入小于能量消耗;同时,避免过度节食和减重速度过快,以每周减重 0.5~1.0 kg 为宜,最终将体重控制在健康范围。对于超重肥胖人群每天可减少 250~500 kcal 的能量摄入,并通过运动消耗 250~500 kcal 的能量。

### 6．辨证辨体,因人施膳

痛风食养关键在于调理脾胃,推荐食用白扁豆、玉米须、麦芽、山药、芡实、大枣、橘皮、山楂、五指毛桃、茯苓等。脾主肌肉,选择和缓、少量、持续的运动方式,可以使筋骨舒展,脾胃得健。

## 7. 因地因时,择膳相宜

· 部分地区有以高嘌呤食材为主的煲汤习惯;内陆地区常吃畜禽肉和淡水鱼虾,蔬果类食物摄入相对较低;高原地区常吃青稞、酥油、牛羊肉,蔬菜水果及饮水量较少。

· 夏季暑热,食物以清淡、营养丰富、易消化为好,推荐吃丝瓜、冬瓜等,少吃海鲜、动物内脏、畜肉,少吃生冷食物。

· 秋季暑气渐消,燥气当道,起居应早卧早起,情志上要安定平和,少吃鱼、虾、螃蟹,推荐吃莲子、莲藕、荸荠、百合等甘凉、生津、润燥之品。

· 冬季温补,起居应早卧晚起,居处宜保暖,注意御寒,膳食上控制火锅、烤串、肉汤等的摄入。

## 食物选择

如附表 4 所示。

附表 4　食物选择

| 食物类别 | 优 选 食 物 | 不 宜 食 物 |
|---|---|---|
| 谷薯类 | 糙米、全麦面粉、玉米、青稞、荞麦、黄米、燕麦、小米、高粱、藜麦、红薯、紫薯等 | 黄油面包、糕点等高能量加工食品,以及油条、油饼等油煎油炸食品,饼干、蛋糕、甜甜圈等糖含量较高的加工食品 |
| 肉类 | 瘦肉、去皮禽肉等适量食用 | 肥肉、动物内脏,咸肉、腊肉等加工肉制品,鱼籽、蟹黄、鱿鱼、牡蛎、蛤蜊等海鲜水产 |
| 蛋类 | 鸡蛋、鸭蛋等 | 咸蛋等 |
| 奶类 | 脱脂奶、低脂奶、鲜牛奶、纯牛奶、低糖酸奶等 | 奶油、黄油等 |

续表

| 食物类别 | 优选食物 | 不宜食物 |
|---|---|---|
| 大豆及制品类 | 豆腐、豆腐干等 | 油豆腐皮、豆腐泡等油炸豆制品 |
| 蔬菜类 | 新鲜蔬菜 | 腌制蔬菜 |
| 水果类 | 樱桃、草莓、菠萝、桃子等新鲜水果 | 添加糖含量高的水果制品,如果汁、水果罐头等 |
| 食用油 | 紫苏油、亚麻籽油、核桃油、橄榄油、茶籽油、菜籽油、葵花籽油、玉米油、芝麻油、豆油、花生油、胚芽油等 | 棕榈油,猪油、牛油、羊油及其他动物油 |
| 调味品 | 低钠盐(每天不超过 5 g) | 酱类、腐乳等高盐调味品;红糖、白糖、糖浆等 |

更多建议请见《成人高尿酸血症与痛风食养指南(2024 年版)》。